黄帝内经说什么系列

徐文兵 梁冬 对话

黄帝內经
四气调神

心想事成的活法

徐文兵 梁冬 | 著

江西科学技术出版社

2017年·南昌

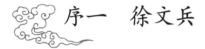 序一　徐文兵

生命的节奏

既然已经来到这个世界，谁都没打算活着回去。

连接生死两点的并不是一条直线，摊在平面上，在二维空间上，它的轨迹是曲折的。拐点突兀、尖锐，角度和方向变化较大的是折，相对圆滑、柔和的是曲。竖在立体的三维空间里，生命的轨迹是起伏跌宕的，也是一条曲折线。

如果把两条线结合起来放到时间的坐标轴上看，生命的轨迹就是一组旋转、起伏、升降、蜿蜒的螺旋式曲线，形象恰如组成我们人体的最基本的单位，携带生命信息的脱氧核糖核酸（DNA）。

医学、哲学和宗教都在研究生命的轨迹，试图发现、总结出其内在变化的规律和与外界影响的关系，试图找出转折起伏的关键点。佛家标出了"成住坏空"和"生老病死"。中医秉承道家的玄学和哲学，通过自身的体验感悟和对天地人的观察，标注出了更为详细精确的节点，天地有"生长化收藏"，人有"生长壮老已"。

在《黄帝内经》第一篇"上古天真论"中，天师岐伯论述了男

女性生理和心理的变化规律，女性7年一个变化周期，"女子七岁，肾气盛，齿更发长；二七而天癸至，任脉通，太冲脉盛，月事以时下，故有子；三七，肾气平均，故真牙生而长极；四七，筋骨坚，发长极，身体盛壮；五七，阳明脉衰，面始焦，发始堕；六七，三阳脉衰于上，面皆焦，发始白；七七，任脉虚，太冲脉衰少，天癸竭，地道不通，故形坏而无子也。"

男子8年一个变化周期，"丈夫八岁，肾气实，发长齿更；二八，肾气盛，天癸至，精气溢泻，阴阳和，故能有子；三八，肾气平均，筋骨劲强，故真牙生而长极；四八，筋骨隆盛，肌肉满壮；五八，肾气衰，发堕齿槁；六八，阳气衰竭于上，面焦，发鬓颁白；七八，肝气衰，筋不能动，天癸竭，精少，肾藏衰，形体皆极；八八，则齿发去。"

在"灵枢·天年"中，描述了每10年一个周期的人体运动变化规律，直到尽其天年到120岁。"人生十岁，五脏始定，血气已通，其气在下，故好走；二十岁，血气始盛，肌肉方长，故好趋；三十岁，五脏大定，肌肉坚固，血脉盛满，故好步；四十岁，五脏六腑十二经脉，皆大盛以平定，腠理始疏，荣华颓落，发颁斑白，平盛不摇，故好坐；五十岁，肝气始衰，肝叶始薄，胆汁始减，目始不明；六十岁，心气始衰，苦忧悲，血气懈惰，故好卧；七十岁，脾气虚，皮肤枯；八十岁，肺气衰，魄离，故言善误；九十岁，肾气焦，四脏经脉空虚；百岁，五脏皆虚，神气皆去，形骸独居而终矣。"这是天命，是人类不能摆脱的宿命。顺应这个节奏和规律，人就活得轻松快乐长久，违背这个规律和节奏，人就活得痛苦难受早夭。

本书是《黄帝内经》第二篇"四气调神大论"，讲的是天气变化的规律，强调的是人要按照"寒热温凉"四气变化的规律去调整自己的起居作息，调摄自己的情绪和心理，并指出了违背这个规律会导致的疾病和灾害。

"天作孽，犹可违。自作孽，不可活。"

反观几千年人类发展史，尽管不时有各种天灾地难发生，但是对人类的毁灭、受伤害人群的总量和程度并不严重。而人类自身发起的自相残杀的战争内乱，以及对赖以生存的自然环境破坏导致的灾害中，死伤残废的人数却触目惊心。每念及此，总会感慨"上天有好生之德"，人祸总是大于天灾。每念及此，恍然大悟，道家讲的无为，就是在奉劝人类不作恶，少犯错，能这样就谢天谢地了。

生活在大都市的人们不仅感受不到四季的变化、昼夜的更替，反而采取对抗、逆反的方法来破坏自己的生存环境，最终伤害自己的身心健康，衍生出诸多奇奇怪怪的疾病。科技的进步，使得蠢念得以实行，然而方向错了，加快前进速度的结果是离死亡更近。更高、更快、更强的结果就是如此。

生命的大节奏是天命、天气和天时，天气细分为四季、八节、二十四气、七十二候。天时分昼夜、十二时辰。应时当令地生活，这本是中国人的传统，简单自然。

生命的小节奏是呼吸、心跳，以及随之带动的卫气和营血的周流，人的寤寐、消化、吞咽、排便、排卵、射精都有各自的规律，节奏一乱，人就生病。节奏乱到崩溃，人就完蛋。生命的小节奏被人的心神调节掌控，违背了大的四季和昼夜变化的规律，人的心神就是乱的，体内的小环境就会变得一团糟。正所谓："得神者昌，失神者亡"，"得神者生，失神者死"。

节奏是能量的控制和释放，节奏就是"法"和"律"，调节自己生命的节奏，让它和天地变化同步，这就是守"法"。知"法"、违"法"、犯"法"必遭天谴。

感谢梁冬邀请我参加"重新发现中医太美节目"去解读《黄帝内经》，使我有机会讲经说法。感谢中央人民广播电台《中国之声》编辑播出了这个节目，整整一年，造福影响了上百万的中国人。感谢马松兄和紫图图书能原汁原味呈现这个系列对话。感谢《黄帝内经》听打小组成员的辛勤工作，每次电台节目播出不久，对话的文字版就能见诸于网上。感谢我的助手厚朴二期学员蒋珏的编辑校对。感谢姚晨、封新城、佟大为、胡赳赳等好友的热情推荐。

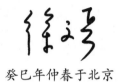

癸巳年仲春于北京

序二　梁冬

春姑娘一把脱下了我的秋裤

　　我很小的时候就发现一个事，同样的温度下，比如说 15℃，在春天的时候，秋裤你就穿不住了，而在秋天的时候呢，这个秋裤你穿着正合适。那时候，我只觉得这个现象很有趣，也不深想。随着慢慢长大才发现，哦，原来这个现象背后真的有很大的学问。

　　什么学问呢？原来，人的气是有内外出入的。春天，我们身上的阳气由内向外散发，所以就会觉得穿秋裤会勒得人难受，而到了秋天，阳气是由体外向体内收敛的，所以你就觉得秋裤虽薄，却能挡风祛寒。

　　我又再问了自己一个问题，为什么长大之后，这个变化我就不那么敏感了，小时候怎么就能很快感觉到。后来，和徐文兵徐爷聊到《黄帝内经·素问》中的"四气调神大论"，以及其他诸篇的时候，他反复讲到的一个话题，才又重新唤起了我对这件小事的思考。

　　原来，我们正在慢慢地变成一个无觉的人。对自然的变化没感觉，是我们文化传承下的最大的毛病，小的时候，我们是如此敏感，我们可以迅速地知道一个人是好人还是坏蛋，这个人对我们会不会有帮助；我们会第一时间知道天气是冷还是热，这个食物是不是自己喜欢吃的。

比如，在我走进幼儿园的第一天，我就能飞快地察觉到哪一个小朋友喜欢我，我也喜欢或不喜欢哪一个小朋友。但这些从生理到心理，从物质到情感的诸多自然感受，随着我们的成长变得越来越麻木了。我们变成了一个时时充满了"应该"而没有"活该"的人。

什么叫"应该"？应该就是你有道理，有知识，有经验，所以你按照诸多老师教的或者自己后来慢慢学的，自己总结的道理、知识、经验，去形成一套生命中惯性的逻辑，然后就按照这个惯性去活。

很多时候，我们结交一个人，首先觉得应该跟他成为好朋友，因为他有钱、有权，或者因为他可能对我的事业有帮助。而孩子不这样，孩子是"活该"的思维，我活着我就该跟他成为好朋友，或者我就不该带他玩，这叫"活该"。

我发现，人生许许多多的痛苦，或者许许多多让我们觉得不舒服的人，其实都是满嘴说应该的人，许许多多让我们觉得纠结的处境，皆是因为一种"我觉得应该怎么样"的心态造成的。

现在，许多人在应该的方面上走得很错，比如说他觉得互联网时代来了，我应该投身互联网行业，全然不管自己是不是适合在这一类行业里面去做。也许他一辈子做一个手工匠人是最舒服的状态，但是他觉得应该，于是他就去做了。

许多人在高考填报志愿的时候，说我应该考一个好的学校，哪怕专业不对口，结果上学后纠结、痛苦。

如果你觉得你应该去做某一种工作，而你又不喜欢的时候，你会觉得自己在被工作强奸。这就是我们成长的代价。

什么叫天真？天真就是回到"活该"的状态，承认一切就是这个样子，然后用自己的身体，用自己的情绪，认真地、诚实地、敏感地去理解那种"活该"的状态，然后全然接受它，并按这种方式去做。慢慢慢慢地，我们就发现：原来那个"应该"就是道家所讲到的"识神"，那个"活该"就是道家所讲到的"元神"。

我和徐文兵老师共同的老师张至顺道长告诉我们说，人这一辈子就是前半段识神压住元神，如果你有修行，你想很好地成长的话，你要学会把你的识神拿走，重新让你的元神抬头，重新在你的身体里面充满，如此，你就会变成一个快乐的人。

许多人在这一辈子得了很多严重的疾病，其实主要的原因就是他们的识神压住了元神，他用"应该状态"取代了他身体天生的"活该状态"。

在同样温度的春秋两季里，为什么孩子能够迅速地感受到穿秋裤舒服还是不舒服呢？因为孩子还没有一个关于温度的标准刻度，没有看见别人判断的一个结果。

一个孩子摔倒在地上，很少骨折，因为他就像动物一样，轻轻地就滚过去了。为什么一个成年人摔倒就很容易骨折呢？除了骨骼本身的原因之外，我相信是因为成年人身上那种像动物一样的敏感性没有了。我很感谢在过去的一段时间里，有机会和徐老师聊天对话，向他请教上古时期人们真正的生活智慧——《黄帝内经》到底说了些什么？《黄帝内经》说的就是一个中国人，你起码应该保持一个人的活法，起码要保持一种动物的活法，你连动物都没活成，你活什么人？你连人都活不好，你活什么中国人？这是有次第的。

有读者问我：你觉得你和徐老师两个人讲的这个《黄帝内经》对话版跟《黄帝内经》别的版本区别在哪里？

我说：为什么《黄帝内经》本身要有黄帝和岐伯对话？因为两个人在对话的时候，他们所产生出来的思想不是某一个人的，它是和合而成的，这就是"做爱"和"打飞机"的区别。

当两个人互动的时候，会产生一种相互的刺激和激发，最后徐老师讲的话，他自己回头听，也觉得这是我说的吗？太精彩了吧，为什么？有经验的人都知道，一个人对着空气说话，和你对着一个有反应的人说话，是完全不一样的。这里面有无穷的韵味和正能量。

我有一个朋友说，好女人和好车是一样的标准，就是你按它它会响。如果按这个女人她不响，那他就不会产生感觉，没感觉就不会有激情，他就不会形成回路，于是他就不会有神来之笔。所以，《黄帝内经》这个对话版也是如此。

另外，我发现对话所产生出来的叫什么呢？叫"中"的力量。孔子说，"中"是什么？中就是两个人拿着一个杵去舂那个面的过程，两个人拿着杵一起舂，这个时候就形成了两个人共有的节奏，它超越了个人。

美国《连线》杂志的创始主编凯文·凯利写了一本书叫《失控》（*Out of Control*），成了像 Facebook 创始人、马化腾这样人的心头最爱，书里讲，所有的人，不管是无意识或有意识互动，会产生一种超越个体的共有之力，这种共有之力称为"神"。

所以，我认为这套《黄帝内经》对话版是一套有"神"的书，它超越了个人的判断，成为两个人的共有之神的内容。当然在这个过程当中，是以徐老师为主，我只不过提供了一个肯定而善良的眼神。

还有读者追问：这套对话版《黄帝内经》跟以往所出的各种解读《黄帝内经》的版本最大的区别是什么呢？很多人把《黄帝内经》讲成一本，你们为什么要选这五本来讲？

我回答：最大的区别就在，这是一套有欢乐能量，并且真正向上古智慧致敬的书。同时，我们希望让大家知道什么叫"经"，"经"是每一个字都值得推敲的书。所以我们认为一篇文章至少要拿一本书的容量来讲。至今，我们都认为这套书还不够精细。

以前陈寅恪先生在讲课的时候，一首二十个字的五言诗，他能讲一个学期。什么是微言大义，一就是一切，每一个笔画，每一个字里面，都蕴含了上古真理。我们只不过是通过不同字的解读，不同句子的解读，一遍又一遍的，恢复到统一的系统里去。

本来，我们在最小的地方就可以获得最大的快乐。极大和极小是统一的。但我们往往忽略了极小处的快乐，而去追求自以为更宏伟的快乐。其实大的没得到，小的也随风而逝。

我们活着，真的应该以小见大，这样才为之"中"。

春天来了，我想到有一次读到海子的《面朝大海，春暖花开》诗的时候，几乎热泪盈眶，因为那一霎那间，同样一句诗句就涌上了我的心头：春姑娘你就轻手轻脚地来吧，我闭着眼睛都知道该什么时候脱掉秋裤。

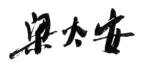

2013 年 3 月 4 日

目录

第五章
冬天你会"藏"吗 / 147

第六章
身体跟天气斗，下场很惨 / 175

《黄帝内经·素问》

四气调神大论

春三月，此谓发陈。天地俱生，万物以荣；夜卧早起，广步于庭，被发缓形，以使志生，生而勿杀，予而勿夺，赏而勿罚，此春气之应，养生之道也；逆之则伤肝，夏为寒变，奉长者少。

夏三月，此谓蕃秀。天地气交，万物华实；夜卧早起，无厌于日，使志无怒，使华英成秀，使气得泄，若所爱在外，此夏气之应养长之道也；逆之则伤心，秋为痎疟，奉收者少，冬至重病。

秋三月，此谓容平。天气以急，地气以明；早卧早起，与鸡俱兴，使志安宁，以缓秋刑，收敛神气，使秋气平，无外其志，使肺气清，此秋气之应，养收之道也；逆之则伤肺，冬为飧泄，奉藏者少。

冬三月，此谓闭藏。水冰地坼，无扰乎阳；早卧晚起，必待日光，使志若伏若匿；若有私意，若已有得，去寒就温，无泄皮肤，使气亟夺，此冬气之应养藏之道也；逆之则伤肾，春为痿厥，奉生者少。

天气，清净光明者也，藏德不止，故不下也。天明则日月不明，邪害空窍，阳气者闭塞，地气者冒明，云雾不精，则上应白露不下。交通不表，万物命故不施，不施则名木多死。恶气不发，风雨不节，白露不下，则菀槁不荣。贼风数至，暴雨数起，天地四时不相保，与道相失，则未央绝灭。唯圣人从之，故身无奇病，万物不失，生气不竭。

逆春气，则少阳不生，肝气内变；逆夏气，则太阳不长，心气内洞；逆秋气，则太阴不收，肺气焦满；逆冬气，则少阴不藏，肾气独沉。

夫四时阴阳者，万物之根本也，所以圣人春夏养阳，秋冬养阴，以从其根，故与万物沉浮于生长之门，逆其根，则伐其本，坏其真矣。

故阴阳四时者，万物之终始也，死生之本也，逆之则灾害生，从之则苛疾不起，是谓得道。

道者，圣人行之，愚者佩之。从阴阳则生，逆之则死，从之则治，逆之则乱。反顺为逆，是谓内格。

是故圣人不治已病治未病，不治已乱治未乱，此之谓也。夫病已成而后药之，乱已成而后治之，譬犹渴而穿井，斗而铸锥，不亦晚乎！

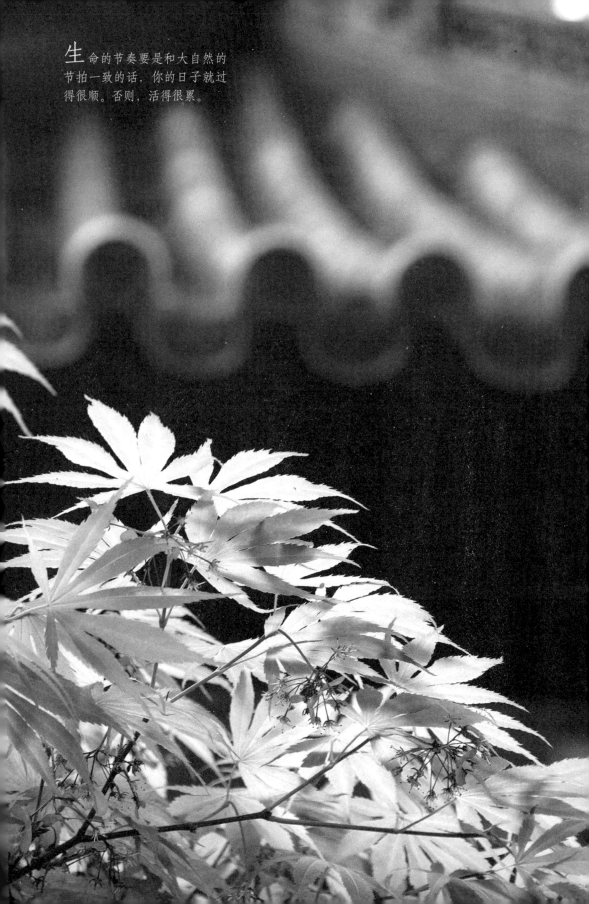

生命的节奏要是和大自然的节拍一致的话，你的日子就过得很顺。否则，活得很累。

第一章
这样做就能过上好日子

生活在天地之间，那最好跟上天地变化的节奏，做到天人合一。这样，你就能交到好运气，活得不累。

古代的人是最贴近自然的，什么时候该干什么事，清清楚楚，而过了这个时机，你就是再辛苦，出再多的力，流再多的汗，施再多的肥，也没用了。这个时间、节奏和脚步，古人把握得非常精准。

不要小看《黄帝内经》里讲的如此简单通俗的东西，你真要按它说的方法去实践，做事会很顺。否则，你要走背运，要倒霉。

1.祝您称心如意

梁冬：现在，我们要学习《素问》的第二篇——"四气调神大论"。请徐老师给我们破一下题。

徐文兵：在《素问》的第一篇"上古天真论"里，我们已经聆听了黄帝老师岐伯的谆谆教诲，他诲人不倦，反复提到，上古之人——幸福快乐的人都能做到"法于阴阳，和于术数"，他们的所作所为都是按照阴阳的变化规律去做的，而一些不善于养生的短命之人呢，他们则是"不知持满，不时御神"。

"不时御神"的意思是什么？就是说他们不按昼夜和四季的变化去调整自己生命的节奏。

梁冬：因为生命是有节奏的。

徐文兵：生命的节奏要是和大自然的节拍一致的话，你的日子就过得很顺。否则的话，你就活得很累。所以岐伯在提到什么是"真人、至人、圣人、贤人"时，特别强调说：圣人、贤人也是根据四季的变化（调于四时）来安排自己身心作息节律的。这样，"调于四时"的内容就被他扩展开了，归结成一篇大的文章，就是我现在要讲的"四气调神大论"。

梁冬："调神"作何解释？

徐文兵：就是说人的意志，也就是我们出生后被培养出来的后天理性思维，可以干什么用呢？可以慢慢用来控制自己的情绪，安排起居作息，然后调摄自己的魂魄。

◀ 什么是"和于术数"？古人认为"术"泛指谋生的技术，如果选择跟自个内心相抵触的职业，那是最下贱的职业，最不建议让人去选择。另外，奇数为阳，偶数为阴。生活中，我们也要学会选择适合自己的吉祥数字。

◀ 什么是"不知持满"？透支！

◀ 生命的节奏要是和大自然的节拍一致的话，你的日子就过得很顺。否则，活得很累。

27

魂魄是先天赋予你的，改变不了，但你可以通过后天的训练，让自己的心和意和谐共振，让"神"本能地去按照你的意愿，按照一种新的规律去做，去发展，这就叫"调神"。

梁冬：心和意显然是不一样的。它们之间到底有什么不同呢？

徐文兵：举个例子，过年时我们经常说：祝您万事如意！其实还有一种更好的说法，叫"祝您称心如意"。很多人认为这两句话的意思一样，都是排比句，"祝我好"的意思，但这是不对的。

大家观察一下，生活中很多东西是称心的，但未必如意。如意的，未必就称心。

梁冬：此话怎解？

徐文兵："心"是先天赋予你的那个本心，是本能的东西，不以后天意志为转移的。而"意"是人出生后被灌输培养、教育出来的。禅宗有个故事，说一个小和尚跟着老和尚第一次进城，小和尚从小就在庙里长大，没见过世面。走到大街上，突然看见许多花姑娘，他就问："哎，师父、师父，这是什么？"师父说："老虎啊，那是老虎，是要吃人的。"

晚上回到庙里后，师父看小和尚翻来覆去睡不着觉，就问："你干吗呢？"小和尚说："我想老虎。"

这就是心和意的区别。小和尚发自本能、发自内心地喜欢看美丽的姑娘，想和她们亲近，这是他的本心，可他师父灌输给他的是什么呢？说那是老虎，要吃人的，很危险。这就叫"意"。所以小和尚的"心"和"意"就会老打架，这就是心和意的不一样。

小和尚将来怎么办呢？要么就顺心去做，一般就是还俗回家了，娶个老婆；要么就是消灭自己的欲望，慢慢地把出

▶ 生活中很多事虽然称心，但不如意。而如意的，却不称心。怎么办？调神！不让它们老打架。

▶ 真正的幸福是称心如意！

于自己本心的这种性欲——来自于先天本能的能量引导到另一条路上，去参禅悟道，开慧，转化成一些更高级别的快感。他有两条路可走。

梁冬：这不是存天理，灭人欲吗？

徐文兵：这不是灭人欲，是引导人欲。他要是灭人欲，干脆把自己阉割，做太监得了。把这种先天本能的能量引导到另一条路上，这叫开慧！

◀ 开慧就是把本能的能量引导到另一条路上。

还有一个例子也能说明"心"和"意"的区别，比如丈母娘选女婿的时候，她是动心还是动意？

梁冬：应该是动意了。

徐文兵：丈母娘挑女婿，一般会说：哎，这孩子有什么学历啊？是不是博士、硕士啊？有没有车？有没有房子啊？什么单位呀？结没结过婚？带没带小孩等等。她考虑的都是理性的、后天的一些东西。

那闺女选老公，她考虑的是什么问题呢？

◀ 为什么很多剩女找不着对象？

一般来讲，她是先动心：这个人让我怦然心动，让我心头撞鹿。很多剩女找对象找不着，什么原因？没感觉。什么叫"没感觉"？没动心！没动神！碰上有感觉的都结婚了。所以矛盾在哪儿呢？闺女看上的人，让她怦然心动的人，丈母娘看不上，还说："唉，你怎么对一花花公子动心？要钱没钱，要房没房，外面还搞着好多女人。"

女孩子说："没办法，我就爱上他了。"这说明什么？称了闺女的心，没满足丈母娘的意！当丈母娘介绍了一个老实巴交的，哎，很好，有学历，有收入。什么什么都挺好的一个男人来了，很 reasonable 的一个男人，但放到女儿那儿呢，没感觉。这叫满了丈母娘的意，没动闺女的心。

生活就是这么无奈。称心的不如意，如意的不称心。道家或中医早就发现了这个问题，怎么办？在心和意中间架一座桥梁。

梁冬：做什么呢？

徐文兵：让你的心和意沟通起来，不让它们老打架。

梁冬：如何做到呢？

▶ 要想活得不无奈，就不要让心和意打架。

徐文兵：在回答这个问题前，我先问大家一个问题：一般情况下，我们都能用意识控制自己的胳膊、腿，让它们动起来，能随着你的意识动的肌肉，西医称之为"随意肌"。但是，你能控制你的心跳吗？你有本事让你的心跳快点吗？当一个女孩见到妈妈介绍的那个 reasonable man 时，一定会马上怦然心动一下吗？

这往往是不可能的，你的意识是指挥不了你的心的。那么，有没有一个办法让我们的意识能影响到自己的内心呢？

道家说："有！"就是说人的身体上有一个器官可以让意识影响到内心，因为，它同时受心和意这两个指挥官控制。请问这个器官是什么呢？

梁冬：我猜想应该是肺！原因很简单嘛，我自己的体会：平常突然有一件什么事情发生，心情很紧张的时候，通过调节呼吸，我就可以控制自己的心情。

▶ 肺就是架在心和意之间的一座桥梁，调节呼吸就能让自己称心如意。

徐文兵：调节呼吸的肺就是唯一受心和意同时控制的器官。你睡着了，没有意识的时候，它还在呼吸，这是受心支配的。但你要想调节它，改变呼吸的节奏和频率，只要通过大口喘气就能做到，因为它是受你意识支配的。所以，肺是架在心和意之间的一座桥梁，而调节呼吸就是沟通"心"和"意"的一个非常好的方法。

　　不管是历朝历代的各门养生学说也好，还是瑜伽、太极、静坐、站桩等招数也好，第一件事：调形！摆出一个姿势；下一个步骤是调息，调整自己的呼吸，慢慢地，你的意识就会影响到内心，久而久之就会达到一种心和意的沟通。

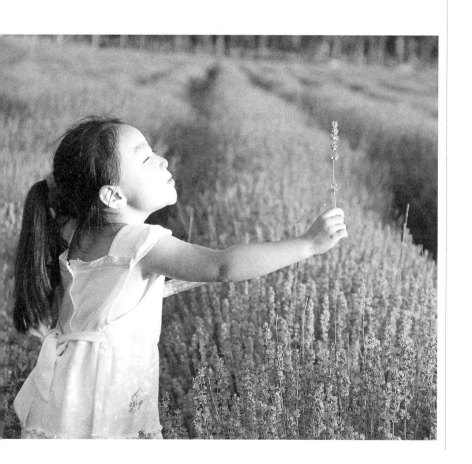

调节呼吸，让心和意相通，你就能像一个孩子那样简单幸福。

2. 调神就能撞到好运

梁冬：刚才我们聊到了"四气调神"，我总觉得有一个问题，它既然叫"大论"，古书又讲究微言大义，显而易见，它是有一定道理的，为什么叫"大论"呢？

徐文兵：讲"大论"之前，我们还得说说"调神"。

为什么有很多穴位带有"神"字？

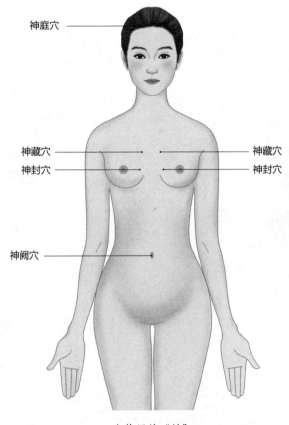

神庭穴

神藏穴　　　　　　　　　神藏穴
神封穴　　　　　　　　　神封穴

神阙穴

身体里的"神"。

▶ 为什么有很多穴位带有"神"字？

中国人很有意思，他把能指挥人的内心，且不以人的意志为转移的那个东西称为神！中医穴位里就有很多带神的名字，比如肚脐叫神阙穴。胸腔正面有神封、神藏，后背还有神道、神堂，头上有神庭。中医发现，只要调整经络之气的运行，就会影响到我们的神，这是一个调神的方法。

◀ 调经络就能调神。

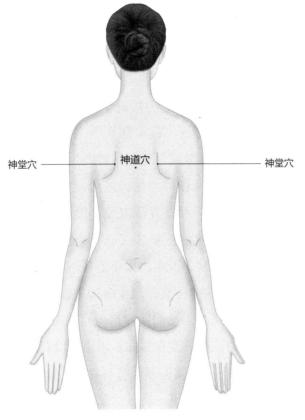

神堂穴 —— 神道穴 —— 神堂穴

调整好它们，就能活得很滋润。

◀ 调神就能收获身体的正能量。

另外，能指挥宇宙万物变化的，中国人也叫神，天神和人神应该是合二为一的。所以调神的另一个含义就是：让身体这个小宇宙里的神和主宰天地的那个大神和谐统一。

"四气调神大论"并不是讲怎么去调呼吸吐纳，而是教你如何调整自己的心神，以便跟主宰天地的那个神变得同步，调神的真正意思是这个。

梁冬：就是和谐共振！

徐文兵：就像你骑马，就要做到人马合一；你生活在天地之间，那最好跟上天地变化的节奏，做到天人合一。这样，你就能交到好运气，活得不累。

梁冬：共振的力量是很大的，以前我们学物理的时候就知道，一队人过桥的时候，不能齐步走。如果齐步走，"啪"的一声，就有可能把桥压断。

徐文兵：共振起来，力量是匪夷所思的，像南美洲的一只蝴蝶，扇动几下翅膀，就可能让美国得克萨斯州掀起一场龙卷风，所谓"蝴蝶效应"就是这样产生的。

我们不要小看共振的力量，虽然它开始的时候力量可能很小；我们也不要小看《黄帝内经》里讲的如此简单通俗的东西，你真要按它说的方法去实践，会额外得到天地之气的眷顾，你做事会很顺。否则，你要走背运，要倒霉。

梁冬：生命是一种节奏，生命的节奏一定要和天地的节奏共振才行。但是，当我们明白这一点的时候却会感到无助，因为我们不知道这个节奏在哪儿？以前从没有意识到。

徐文兵：今天我就告诉你节奏在哪儿！到什么山唱什么歌，到什么节气做什么事。就这么简单。

▶ 只有调好神，才能交到好运气。

▶ 不要小看《黄帝内经》里讲的如此简单通俗的东西，你真要按它说的方法去实践，做事会很顺。否则，你要走背运，要倒霉。

▶ 如何让生命的节奏与天地共振？很简单，到什么山唱什么歌，到什么节气做什么事。

3.什么叫"大论"

梁冬："四气调神大论"中的"大论"还没有谈。

徐文兵：古人论述这种篇章时，非常讲究。凡是叫"论"的，都有问答。黄帝问，岐伯答。或者是孔子的学生问，孔子答，所以它叫"论"。如果没有问答，那叫"述"或者"篇"，就是一个人在那独白。

咱俩的对话整理成文章叫论，你的独白叫述，梁冬口述。《黄帝内经》一共上下两部：《素问》《灵枢》，各八十一篇，共一百六十二篇。只有"四气调神大论"这一篇是叫论而没有问答。

◀ 对话整理成文章叫论，独白叫述。

梁冬：为什么呢？

徐文兵：不知道，只有这一篇完全是一个人口述下来的东西，没有问答。

其他都符合我的论述。所以有人说它应该叫"四气调神大篇"，而不是"大论"。

梁冬：有可能是历史的文字错漏，也有可能是在这种看似不经意的错误里面，蕴藏着巨大的秘密。

徐文兵：可能《黄帝内经》的竹简有脱漏的，有人又把别的简给补到这儿，就出现了问题。但是我们要存疑待考，别轻易去否定古人，我们就把自己的观点放在这好了。

读《黄帝内经》的时候，我有种什么感觉呢？读得懂的地方，读；读不懂的地方，查查书，看看别人的注解，千万不要强行解释，"明知不可为而为之"。

◀ 别轻易去否定古人。

梁冬：不要霸王硬上弓。

徐文兵：对！因为古人的解释也可能有错，可能脱了简了，落了字了，我们遇到这种情况时，就要跳过去。高考前，老师不是经常说，考试时碰到特难的题，跳过去，先做那些会的，不然它会把你堵在那儿了。

> ▶ 学经典不明白时，先跳过去，不要强行解释。

"四气"不是四季，而是指寒、热、温、凉。中医讲，人吃的食物和药物分四气五味。四气就是说它有四种性质，吃了以后会让你热，让你温，或者是让你凉，甚至是特别寒。这是四个不同的等级。

> ▶ "四气"不是四季，而是指寒、热、温、凉。

另外，"四气"也代指天气对地球或者对我们居住环境的影响，分成温、热、凉、寒（春、夏、秋、冬）这四个带有明显特点的阶段。因此，"四气调神大论"合起来的意思就是：我们怎么跟着四季中寒、热、温、凉的变化节奏来改变自己的生活起居习惯、身心行为，从而达到天神和人神合二为一、和谐共振的目的。

梁冬：这是周而复始的，所以在这个名字里，你还能看到轮回的概念。

徐文兵：真是一种轮回。

4. 紧跟节气，人才不会过气

徐文兵：在讲"四气调神大论"的同时，我给大家介绍一下汉语的一些基本词汇。因为现在我们很多人，包括我在内，都是只认字不识字的。像孔乙己，他是中国优秀的知识分子，是我的偶像，他居然知道"茴"字有四种写法，还知道"偷"和"窃"是不一样的。

◀ 很多人都是只认字不识字的。

古人发现，天地每五天就有一个明显的小变化。所谓明显，就是说你能看出一些端倪来。比方说花会次第开放，在冰天雪地的时候，梅花开了，接着水仙花开了，古人把每五天就会发生的一个显著变化叫什么？

◀ 每五天就会发生的一个显著变化叫"一候"。

梁冬：一候！

徐文兵：但很多人不知道一候。在中国古代，一般是五天一个轮回，从初一到十五，五天五天地走。古代的中医开方子，比如说有人今天来找我看病，如果是急性病，我必须是"半日许令三服尽"，把人家的烧赶紧给退了，不能说你过三天再来。

如果中医碰到一些慢性病，需要调养的，他一般给你开几服药呢？

梁冬：我觉得应该是五服。

徐文兵：对！五服药。为什么？因为当你接受我的治疗后，我的气，我所做的一切，包括扎针、点穴、按摩、艾灸、针刺等对你产生了影响，而这种影响往往在五天后才会有一个明显的变化。所以中医一般开五服药让你回去吃，五天后

◀ 为什么中医开药一般开五服？

回来复诊，这叫一候。

梁冬："气候"这个词不是随便来的。

徐文兵：一年下来有多少候呢？

梁冬：五天为一候，三百六十五除以五，一年下来有七十三候。

徐文兵：古人往往算得简略一些，一般计七十二候。

梁冬：所以叫七十二变嘛。

徐文兵：七十二变，一百零八将，它都有讲究。大家可以上网查一下花在春天次第开放的顺序，就北京来讲，最早开的，大概是三月中下旬的玉兰（辛夷花，木笔花），然后，杏花、桃花、梨花接着开放。人们把这个叫花信，信仰的信，该来的时候，它如期而至，这叫"信"。你看，人有时都不如花守信呢。

徐文兵：古人把一年计为了七十二候，然后又把三候，也就是十五天的一个变化叫"一气"。我们经常说气候、气候，实际上"气"和"候"是两个意思，"候"是指五天的变化，"气"是指十五天的变化，而二十四节气，其实多了一个字，标准的叫法应该是二十四气。

梁冬：节又不是二十四个。

徐文兵：节是建立在气的基础上的，三气即四十五天，叫一节，它也是一个时间单位。

平时，我们说这个人过气了，什么意思？不是说他咽气了，而是错过了"花开"或是"播种"的季节，误了"农时"。《小二黑结婚》里的二诸葛不就是算日子算得误了耕种良机，过了气，结果一年没收成嘛。

你看，古代农耕社会的人是最贴近自然的，什么时候该干什么事，清清楚楚，而过了这个时机，你就是再辛苦，出

▶ 一年有七十二候。

▶ 花从来都如期而至，可人有时都不如花守信。

▶ 二十四节气，标准的叫法是二十四气。

▶ 每十五天的一个变化叫"一气"，"候"是指五天的变化。

▶ 每四十五天叫一节。

▶ 说一个人过气是指错过了"花开"或是"播种"的季节，误了"农时"。

再多的力，流再多的汗，施再多的肥，也没用了。这个时间、节奏和脚步，古人把握得非常精准。

梁冬：遗憾的是现在热的时候，我们有空调；冷的时候，有暖气；想吃新鲜菜的时候，有温室的蔬菜。我们当时是舒服了，但我们整个身体和大自然的节奏以及气候规律其实已经乱了。

徐文兵：乱的表现先是气乱，节奏乱，然后是心情乱，就产生很奇怪的情绪和想法，最后就是始乱终弃，把自己了断。

梁冬：这个终弃也可能是我们被大自然所抛弃。

◀ 错过了时机，再辛苦也没用。

◀ 跟节气对着干，人会活得不正常。

5.到什么节气做什么事

徐文兵：现在，很多人并不真正了解二十四节气，比方说一到雨水这个节气，电视台报节目时就说："今天是农历二十四节气的雨水。"其实，这个说法是不对的。我们中国人用的二十四节气是根据太阳公转对地球四季的影响而定下来的，是按照标准的太阳历来定的。

梁冬：那农历呢？

徐文兵：农历是按照月亮的阴晴圆缺对潮汐的影响，对人的心情、女性月事的影响而定的。它没有二十四节气的说法。

梁冬：既然说女子属阴，所以用这个阴历二十八天来指导女性的月事，那男人是不是就受到阳历的影响，每三十天来一次呢？

徐文兵：不是的，男人体内血的变化没那么明显。所以在中国古代，人都是用二十四节气来指导工作、农耕的。比方说，男人在田里干活，什么节气该去做什么事，都是根据二十四节气进行的。而阴历是用来指导生活的，初一、十五，什么时候适合上香？什么时候适合外出赶集？这些安排就是根据阴历来的。

我们平时用的阴历也不是纯阴历，它经常要加闰月来调整时间。比如某一年就闰了一个七月或是八月。为什么要补这一个月呢？目的就是让正月初一的春节和二十四节气里的立春差不了太远。

世界上用的纯阴历是伊斯兰的历法，即回民用的回历，

▶ 农历没有二十四节气的说法。二十四节气是按公历来定的。

▶ 阴历是用来指导生活的。

它是纯粹按照月亮的变化来制定的，所以很多人叫伊斯兰教为拜月教。我们正在用的阴历是经过调整的，叫阴阳合历。

大家记住了，二十四节气是阳历的说法！而且，二十四节气的日子和阳历的日子，基本上都是固定的，是跟着太阳变化的。像立春一般在二月四号、五号，清明一般是四月四号或五号，冬至一般在十二月二十二号，这就叫"气"。

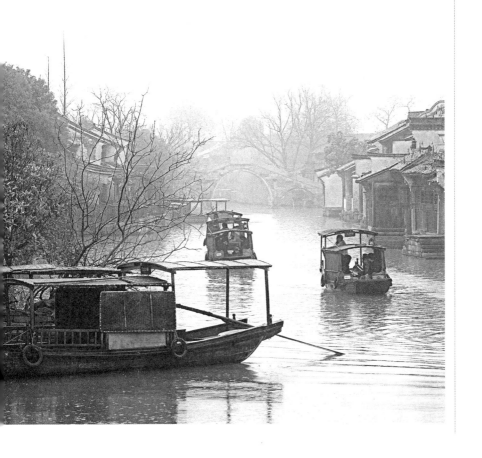

依据节气调整自己的生活，你就能活得安然自在。

6. 节气一变，身体也会变

徐文兵：在前面，我说了"候"，又说了"气"，"气"之后就是"节"，三气为一节。平时，我们经常说"四时八节"，"八节"是指立春、立夏、立秋、立冬，还有春分、秋分、冬至、夏至。

有一些老人到了节气这个坎节上就不好过，相反，一些重病的人如果在某个坎节上，比如说冬至，顺顺当当地过去了，那他在接下来的一段时间里就会比较安全。

▶ 节气一变，身体也会变。

有些敏感的人一到变节气的时候，身体就会出现一些不好的症状，不舒服。因此，百姓的一个保健思想就是，每到八个节的时候，都要去吃点药调整一下身体，让自己很顺利地度过这个节。如果节过得不好，那这个"节"就很可能会变成劫难的"劫"了。

梁冬：元宵节过得不好，那可能就是"元宵劫"了。

徐文兵：有人问："元宵"为什么不叫"元夜"呢？"宵"和"夜"有什么区别？

我们经常说难忘今夜，也说难忘今宵。吃宵夜，吃夜宵，都混成一个字了。什么叫"夜"，什么叫"宵"？你看甲骨文，"宵"上面是小，像个小鸟，底下是月亮的"月"，意思就是说有月亮的晚上叫"宵"。

▶ 有月亮的晚上叫"宵"，见不着月亮的时候就叫"夜"。

本来黑夜是什么？没有光明的，突然出现一轮明月，就好像能给人带来一种特别欢快、喜悦的心情。而那种暗无天日，见不着月亮的时候，就叫"夜"。所以我们常说"月黑风高夜，杀人放火天"。

什么时候没月亮呢？大年三十、初一，所以大年三十晚上吃饭叫吃年夜饭，而不叫年宵饭，年三十晚上守岁又叫守夜。

正月十五的时候是元宵，元是零，或者叫第一个，第一个月亮圆的时候就叫元宵，这时春宵一刻值千金。

梁冬：那一定是月圆之夜，好行房！

徐文兵："月上柳梢头，人约黄昏后"，这绝对是踩着天地的点同步去做事的。

梁冬：有一次，李老（李可老中医）就跟我说过这事儿，他说做这个最好是在月圆之夜，因为此时整个人的激素水平比较高。

徐文兵：很多女性的排卵期也正好处于这个时候，这样，她怀孕的概率就非常高。所以，你踩着这个点走，就能借天地之力来完成自己的心愿。

◀ "月上柳梢头，人约黄昏后"，这绝对是踩着天地的点同步去做事的。

◀ 要想怀孕，最好在月圆之夜。

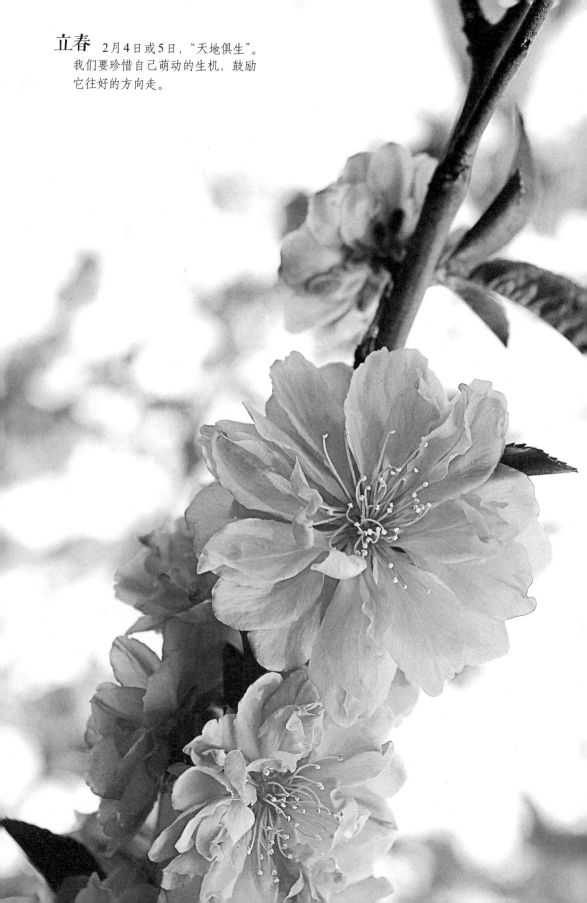

立春 2月4日或5日，"天地俱生"。我们要珍惜自己萌动的生机，鼓励它往好的方向走。

第二章
春天你会"发"吗

春天是发情的季节。健康的人在发情，不健康的人在发疯。级别不一样，性质也不一样。

春天是老天帮助我们立志的时候，更是我们做事的好时机。

在春天，我们要鼓励生，鼓励长，要温暖，让身、心、灵在这一刻扩展。不要杀生，要多给予，多行善事。

新的一年开始了，绝不要跟自己和别人算旧账，否则会违反天地之气。

经文：

春三月，此谓发陈。天地俱生，万物以荣；夜卧早起，广步于庭，被发缓形，以使志生，生而勿杀，予而勿夺，赏而勿罚，此春气之应，养生之道也；逆之则伤肝，夏为寒变，奉长者少。

1. "春三月"

吹面不寒杨柳风

梁冬："春三月，此谓发陈。"请问，春三月是从大年初一开始，还是立春开始？

徐文兵：春三月是从立春开始的，因为二十四节气是按照阳历而不是阴历走的，尽管阴阳历上的日期也差不了几天。

按我的了解，研究天文的中国人第一个定的节气就是冬至，那一天太阳日照时间最短，在地上拉的影子也最长，所以古人先把这一天定下来，然后开始数九，一九、二九、三九……所以立春是冬至以后第几天？春打六九头！

梁冬：就是说，六九就开春了。

徐文兵：对啊，六九第一天往往就是立春，你看"春雨惊春清谷天，夏满芒夏暑相连，秋处露秋寒霜降，冬雪雪冬小大寒"。冬至完了，一个十五天小寒，三十天大寒，然后再过一个十五天，多少天？

梁冬：四十五天。

徐文兵：就立春了，你看春打六九头，五九四十五，六九还没开始。

梁冬：六九是头嘛。

徐文兵：所以这一天算立春，往后再数三个月，就一季。三个月九十天，其中包括两个节、六个气。

按照科学的研究，春天什么时候到呢？日平均温度连续五天维持在10℃以上，那才叫立春，这是科学的、理性的认

◀ 春三月有六气：立春、雨水、惊蛰、春分、清明、谷雨。

◀ 中国人第一个定的节气就是冬至。

◀ 春雨惊春清谷天，夏满芒夏暑相连，秋处露秋寒霜降，冬雪雪冬小大寒。

▶ 一 到 立 春，不管温度多少，气就不一样了。

识。可中国人讲究的是慧、感觉，就是说这一天的温度哪怕是在零下30℃，但今天立春了，气就不一样了。

梁冬：怎么个不一样法？

徐文兵：太阳不是从冬至那一天开始往回走了吗？它每过十五天，就像经过了一个刻度，到立春这一天的感觉是什么？"天地俱生"、"吹面不寒杨柳风"，意思就是说气温还很低，但那风吹在脸上，绝对已经不是那种凛冽、刀削般的感觉了，是什么风？"生气"！给人一种温暖感觉的风。

梁冬：机会来了！

▶ 为什么现在很多人变得"麻木不仁"？因为丧失了知觉，第一，他不"知"，不知道今天立春了；第二，他感觉不到。因为不觉，所以不知。

徐文兵：我们为什么要恢复自己的知觉。现在很多人都丧失了知觉，变得"麻木不仁"了。第一，他不"知"，他不知道今天立春了；第二，他感觉不到。因为不觉，所以不知。

我希望每个人都修炼好自己的身体，把神养得足足的，这时候你会"觉"。哪怕你不看表，也大致知道现在几点了，不看日历就知道现在是什么节气，这就是古人说的"天人合一"。

现在，不少人都把这些事例当寓言来听，觉得是在讲笑话、讲故事，不是！阴阳的变化是存在的，你只有用心神去体会才能感悟到。

▶ 把神养得足足的，这时候，大自然的一点一滴变化你都会感觉到。

梁冬：得极其敏感的人才能做到吗？

徐文兵：基本上悟这件事不用太敏感就能感觉到。到立春那天，人的活动、身心变化就应该区别于冬天了。因为这是质的变化啊，不是量的变化。

梁冬：你刚才说悟不需要多敏感就能做到，但我觉得这真的很难，如果你去街上问十个人，有几个知道立春前一天和立春当天的风有什么不一样？肯定很少有。

徐文兵：我以前练太极拳、形意拳的时候，老师就教给我们一些方法。比如，在静坐的时候让我们体会半夜子时（就是阴面变阳面的那个时候）出现的变化。那个时候，一块砖正反面的温度都会有变化。所以，阴阳的变化是需要我们用心神去体会的，不是用那种浅薄、粗鄙、愚钝的意识才能感觉得到。

梁冬：当时你真的体会到砖的变化了吗？还是自我心理暗示？

徐文兵：真是有变化。比如老师不告诉你什么时间到子时，他就让你去感觉一个东西，感觉它的阴面、阳面究竟有何不一样。

◀ 到立春那天，人的活动、身心变化就应该区别于冬天了。

◀ 现在，有几个人知道立春前一天和立春当天的风有什么不一样？

49

2. "此谓发陈"

身体在新生，旧病要发芽

梁冬："此谓发陈"是什么意思？

徐文兵：冬至过后四十五天，就立春了，这一天往后持续的三个月，我们命名为"春天"，它的性质就是"此谓发陈"。

"发"就是发芽了，生发！这时候，气的趋势是往上走的！就像人长出头发的那种感觉，它是最早变化的。生发不是长出来枝叶，而是涌动出一种气。所以古人放风筝一般什么时候放？

梁冬：立春那天放，接地气。

徐文兵：现在，很多中国人都保持着古代的智慧，不愿住高楼，愿意住平房，为什么？接地气。但这点你要跟老外说，老外都笑喷了，他没有那种感觉。

为什么风筝要在春天放？按说春、夏、秋、冬都可以放，天安门广场经常大冬天的时候也有人放风筝。按科学原理来讲，只要有风、有动力，风筝就能飞起来。但在春天，即使没风或是风很小的情况下，风筝也能上天。

这时候，太阳逐渐在回归，大地呢，慢慢从那种沉寒痼冷的冰冻状态开始回暖，地上开始涌动出一股生气，不断往上走。在这种生气的推动下，植物养了一个冬季的营养（或者说气血），就开始从它的树根往主干上、往枝叶、往末梢上走。走着走着，我们眼看着新的枝芽冒出来，花蕾开始绽放，这就叫"发"。

▶ 生发不是长出来枝叶，而是涌动出一种气。

▶ 为什么风筝要在春天放？

发于哪儿呢？"发于陈"，"陈"是指过去攒下来的东西，如果没有"陈"，就没有后座力。没有后面的营养支援，你发不了！

像陈皮，很有意思啊！中医有个方子叫"二陈汤"，汤里面必须用两味放了很多年的药，一是半夏，一是陈皮（最好的陈皮是广东新会那边的，非常有名）。

陈皮就是我们用的橘子皮，新鲜的时候不小心滋到眼睛里都觉得有点辣，味儿也很香，但这个味儿是一种浅薄的味儿，保持不了多长时间就散掉了。当你把橘子皮放了很长一段时间以后，如果保存得非常得当，没有让它腐败、霉烂，那它那个时候散发出来的味儿，就非常的芳香，能够醒脾、化痰、去湿，非常有用。

中医里面还有味中药，叫茵陈。我们经常说绿草茵茵，茵就是一种草，刚刚发芽出来的。

这味药为什么叫"茵陈"呢？因为它是一种多年生的草本植物。每年一到春天，它就从陈旧的枝干上冒出一片新的叶子或是一个新芽，然后郁郁葱葱地长成一棵新的草。茵陈也叫茵陈蒿，为什么叫"蒿"呢？因为它长得比较高。

人在冬天一定要养精蓄锐，这样才能把积下的好东西留到春天发。

所以，"春三月，此谓发陈"的意思，一是说它生发，另外是指它有多年的积累。我们经常说冬天要闭藏，要进补，要养精蓄锐，留到春天干什么呢？不是让你去增加脂肪，提高血脂、血糖浓度，而是留到春天让它去生根、发芽、开花，所以叫发陈。换句话说，如果没有"陈"，你"发"得起来吗？看看我们身边，很多人冬天还在造，到春天他怎么也发不起来。

◀ "陈"是指过去攒下来的东西，如果没有"陈"，就没有后座力。没有后面的营养支援，你发不了！

◀ 人在冬天一定要养精蓄锐，这样才能把积下的好东西留到春天发。

◀ 春三月也是旧病复发的时候，一定要做好防范。

"陈"还有一层含义：我们刚才说的是养精蓄锐，留下的好东西到春天发出来了。另外，如果你攒了很多年的旧病，到春天也该发了，所以，春天也是很多疾病爆发的季节。

梁冬：很多人都以为每年春天的流行性感冒是病毒引起的。

徐文兵："冬不藏精，春必病温"嘛。很多人在春天会得这种温热性的感冒，它不是伤寒。这种病表现出来的症状是什么？先咳嗽，然后嗓子红肿、热痛，甚至还会出血，心跳加快，心率变快，最后到高烧、昏迷、抽搐，这一系列都是温热病的表现，一到春天开始发了，咋回事？"发陈"。

▶ "冬不藏精，春必病温"。

雨水 2月19日前后，「润物细无声」的春雨中，大地一派欣欣向荣的景象，沁人的气息激励着身心。

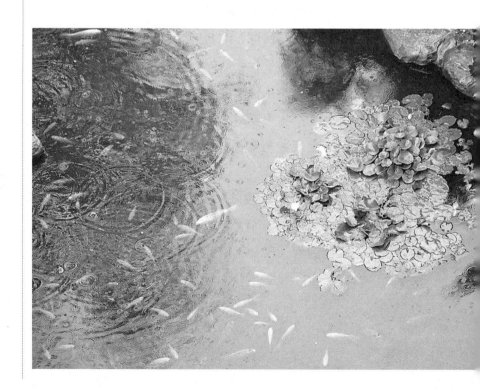

这种"发陈",我们叫"伏邪",在秋冬它就埋伏下来，到了春天，"哗"一下勾起来了。

徐文兵：还有一种病在春天表现得很明显，桃花疯！

梁冬：什么叫"桃花疯"啊？

徐文兵：桃花开的时候，有些人就脱光了满街跑。疯，就是躁狂之类的精神疾病，到春天肝火萌动生发的时候，这种陈年痼疾就发出来了。

梁冬：传说中的花痴就是这样吗？

徐文兵：对，春天是发情的季节嘛。健康的人在发情，不健康的人在发疯。

梁冬：级别不一样。

徐文兵：性质也不一样，一个是正常的养精蓄锐，"冬天进补，开春打虎"。

梁冬：挺押韵的。

徐文兵：这是劳动人民的结晶，不是我说的，我哪有那么快的反应啊。还有，春天油菜花开的时候，也是精神病发作的时候，"菜花黄，痴子忙"。"发陈"，这两字蓄含了无穷的哲理。

梁冬：春天旧病复发的时候怎么办呢？

徐文兵：对付旧病复发的一个方法是及早治疗，另外，就是"引蛇出洞"。

梁冬：此话怎讲？

徐文兵：蛇待在洞里不好打吧？所以你要趁着春天"天地俱生"的时候，把它勾引出来，让它露头，然后一下制住它。这也是我们中医治疗的一种方法。

梁冬：如果春天的时候暗疮突然飘出来，那应该拍手称快啰？

◀ 春天是发情的季节。健康的人在发情，不健康的人在发疯。级别不一样，性质也不一样。

◀ 养精蓄锐，春天就发得好；该攒的时候乱造，开春就会发病，懂得"发陈"两字，才能亲近养生的智慧。

◀ 如何对付易复发的旧病？"引蛇出洞"！

53

▶ 如果春天人表现出一种莫名的烦躁，易怒、易激惹，这就是旧病冒出来的症状。

▶ 治病，一是要看人，另外要结合天时、地利这种有利于人体的环境。

徐文兵：中医认为，春天对应的是肝。很多体内有肝火、肝气过旺的人，到春天，他就表现出一种莫名的烦躁，易怒、易激惹，这就是旧病冒出来的症状。这时，我们可以借此机行事，正好去清他的肝火，帮他把肝火平复一下。有些平时胆小怕事，做事优柔寡断，阳痿甚至筋骨比较软的人，正好借着春天这个劲，多吃点辛辣的食物，或者喝点酒，好好滋补肝气。

梁冬：这就叫扶一把，送一程。

徐文兵：顺着这个升劲，让肝气升起来。所以中医治病，一是要看人，再一个是要结合天时、地利这种有利于人体的环境。

3. "天地俱生，万物以荣"

春天是人解放自己的好时机

梁冬：请问"天地俱生"是什么意思？

徐文兵：前面我们讲过了，古人为什么要在春天放风筝？其实，风筝在秋天也可以放，但是秋天那个风是"秋风扫落叶"的风，含有一股肃杀之气，不适合人做户外活动。秋天，人应该开始收敛锋芒，准备贴秋膘过冬了，这会儿你去放风筝，就等于在和天地作对。而我们在春天放风筝，则是顺应天地的生发之气，从冬天闭藏的状态中走出来，这叫"天地俱生"。

秋天，阳光渐行渐远，然后地气也开始收敛，邪寒的冷风就要过来了，这不是生气，是一种杀气；到了冬天，地气闭藏，水冰地坼，大地冰冻了，太阳离得远远的，好像在看热闹。这时候除了一些耐寒的松柏外，基本上没有什么生物是有生气的，大多数动物不是冬眠了，就是潜藏在水里面了，不露头。

这时候也不是生气，不是俱生。到夏三月热的时候，万物是一种疯狂的拔节生长，是长，和生不一样，生是萌芽，长是拉长，所以只有春天配得上称萌芽。所以，如果你有好的生机和萌芽，一定要鼓励它复制。如果是那些有病的萌芽，我们必须要把它扼杀在摇篮里。

所以一句"天地俱生"就指出：我们是自然、天地的产物，是天地造化生产出来了，这时候我们要珍惜自己萌动的

> ◀ 秋天放风筝，等于是与天地作对，春天放风筝，则是顺应天地的生发之气。

> ◀ 如果你有好的生机和萌芽，一定要鼓励它复制。如果是那些有病的萌芽，我们必须要把它扼杀在摇篮里。

生机，鼓励它往好的方向走，至于那些病的邪的生机，要早早给它去除。

梁冬："天地俱生，万物以荣"中，请问："荣"字怎么解？

徐文兵："离离原上草，一岁一枯荣。""荣"的反义词是"枯"，就是枯萎、凋谢了。草木披上了绿装，春风又绿江南岸，这叫"荣"。

"万物以荣"就是说植物从枯萎、凋谢的状态重新回到了绿色的状态，所以我们把春天的颜色定为青。青有绿和蓝这两层意思，但我们一般指绿，比方说"青山碧水"里的"青山"，就是山开始变绿了的意思。另外，这个"万物"还指人。人也是一个物嘛，那动物和人物怎么"荣"呢？我们经常说这个人容光焕发，还譬如说感到很光荣，"荣"到底是什么样一种状态？

梁冬："荣"就是汗毛都立起来了，像青草一样冒出来的样子。

徐文兵：还真是，秋天是"从革"，是杀戮、剥动物皮的时候。剥动物的皮叫革，制革。到了春天呢，人体上的小小汗毛孔开始开放，脸也开始舒张，人的气血又开始从内脏、肠胃向四肢、头面、身体末梢奔涌，这时候，人就会显得容光焕发。

为什么冬天要进补呢？因为在冬天，人的气血会从表皮收敛到内在。所以在冬天，我们吃点高脂肪、高蛋白等营养丰富的东西，甚至是冻柿子、冻梨、冰棍儿，都能被消化掉。

春天来了，人的气血和能量就开始往表皮走，这也叫"万物以荣"。这时候，人就开始觉得："哎哟，厚棉衣有点穿不住了。"这不是气温变了，是啥变了？你内在的气血变了，人本能地从一种收敛闭藏的状态开始"改革开放"了。

▶ 每个人年年都有欣欣向荣的时候，一定多珍惜！

▶ "荣"就是汗毛都立起来了，像青草一样冒出来的样子。

▶ 为什么春天人看上去容光焕发？

4. "夜卧早起"

立春一到，早睡早起

梁冬：讲完了"万物以荣"，接下来该说到"夜卧早起，广步于庭"。请问：什么叫做"夜卧"？夜到什么地步才叫"夜"？

徐文兵：古代分时辰啊，是按地支来算的，按子、丑、寅、卯那么走。古人还有一个规定作息的方法，就是每个时辰都有个对应，比如"月上柳梢头，人约黄昏后"。黄昏是几点？大概是太阳落山，晚上的五点到七点这段时间。黄昏以后，叫"人定"，"人定"的时间是晚上九点到十一点，意思就是夕阳坠了，洗洗睡吧。

◀ 黄昏以后，叫"人定"。

子时之前叫亥时，亥时属猪，这时猪睡得最酣，所以这个时候你还没睡觉的话，中医就会催你："像猪一样，赶紧睡吧。"另外，在春天或夏天，你可以睡得晚一点。到秋冬，你大概就要早一点了。

梁冬：新闻联播之后，看一集连续剧就睡下了，大概九点的样子。

徐文兵：真正会养生的人是绝对不会点着灯、熬着油在那儿熬夜打电脑、玩游戏的，那是很伤身体的。

什么时候该"夜卧早起"、"早卧晚起"、"晚睡晚起"？这些都是有讲究的。每到一个季节，你就要改变自己的作息时间。比方说，冬天人要"早睡晚起，必待日光"，意思是一定要等太阳出来了再活动，不要去招惹那个邪气。而立春这

◀ 什么时候该"夜卧早起"、"早卧晚起"、"晚睡晚起"？这些都是有讲究的。

一天一到，你就该改成早睡了，但是也该早起了。

梁冬：很多人春天的夜卧时间没法那么早怎么办？

徐文兵：夜卧那个时间我不干涉你，但是晚起要改成早起。上次我讲了，立春以后万物会有一个质的飞跃。很多网友就说，你要按照气温的变化去衡量季节的变化。我给大家举个例子，有一句谚语叫："鹰有时候飞得比鸡还低，但它还是鹰。"春天有时候可能出现"倒春寒"，虽然这时气温比冬天还低，但它还是春天，气不一样。

由此，我联想到了西方营养学和中医营养学之间的区别。西方营养学认为：肉跟肉之间只有脂肪含量、蛋白质含量、矿物质含量等的差别。比方说，鸡肉，蛋白质多一点，脂肪少一点；猪肉，脂肪多一点，蛋白质少一点。它只承认有量的差别，但不承认什么啊？质的差别！

鸡肉的脂肪含量再低或者再高，它也是热性的，吃多了会让你觉得燥热，躁动不安，让你半夜早早地醒来，甚至是流鼻血。而再"瘦"的猪肉，它也是凉性的。

这就是我们中国人的智慧，它和西方的思维之间差别在哪儿？中医营养学更关注事物背后的能量，也就是我们常说的"气"。春天再冷，但它跟冬天的气不一样了。好人再坏，他做坏事，但还是好人；坏人有时也做点好事，但他就是个坏蛋。所以一定要在本质上去认识事物和人。哪怕咱们做一个好人的尾巴，也别做那坏人的头。

梁冬：宁愿做好人的最坏面，不愿意做坏人的最好面。这叫"宁为凤尾，不为鸡头"。

说到"夜卧早起"，所谓"夜卧"，就是说古人在晚上的九点到十一点就要睡觉了，而且十一点就算很晚了。

徐文兵：古人的"早起"，指的是早晨三点到五点，也

▶ "鹰有时候飞得比鸡还低，但它还是鹰。"春天有时候可能出现"倒春寒"，但它还是春天，气不一样。

▶ 西方营养学只承认有量的差别，但不承认质的差别！而中医营养学更关注事物背后的能量。

▶ 一定要在本质上去认识事物和人。哪怕做一个好人的尾巴，也别做那坏人的头。

就是寅时。

古人一般习惯早睡，比如说，前天晚上九点睡觉，到凌晨三点起来，就开始呼吸，吐纳，练功，就起来洗漱，吃早饭了。

我们经常说"点卯"，跟上班打卡一样。"点卯"是几点？五点到七点，这时候，人开始上班了。

男人可能都挺羡慕古代君王"芙蓉帐暖度春宵"，"从此君王不早朝"这事的。实际上，以前好多皇帝挺累的，早早起来就开始坐在太和殿上商量国家大事。

到春天这个"此谓发陈"的季节之后，我们一定要"夜

◀ 做皇帝其实挺累的。

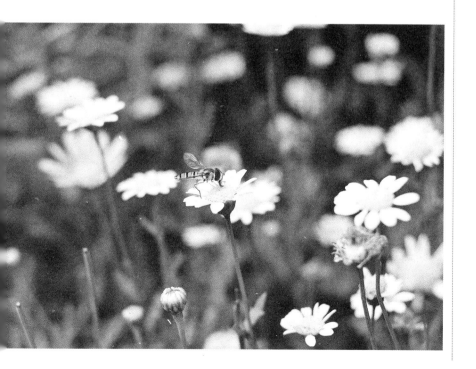

惊蛰 3月5日或6日，这时气温回升较快，渐有春雷萌动，钻到泥土里越冬的小动物被雷震醒后出来活动了。

卧早起","早起"就相对于冬天"必待日光"的那个"晚起"。而冬天"晚起"的时间一般都在七点左右。

梁冬：我们都知道晚上睡得晚不太好，但有些人就认为第二天早上晚起一点，就可以把这个时间补上。

徐文兵：这是非常幼稚的想法，这些人关心的就是量。

梁冬：现在我关心的问题是什么呢？假设我昨天晚上十一点钟就睡了，第二天早上是五点起。那这和我七点起床有什么不一样？

徐文兵：这就要看是什么季节了！

梁冬：比如春天。

徐文兵：俗话说"一年之计在于春，一日之计在于晨"嘛！你早上起来去做事，你这一天就算没白过。如果你那天昏昏睡去了，很容易就耽误事。我经常劝别人不要在晚上熬夜赶稿子，早早起来写完了，你还不累，而且写的质量也很好。

▶ 晚起绝对不如早睡。

▶ 早上起来去做事，你这一天就算没白过。

5. "广步于庭"

春天要好好接地气

梁冬：接下来我们来说说"夜卧早起，广步于庭，被发缓形"中的"广步于庭"吧。请问"广步"是什么意思？是不是把脚迈开来走呢？

徐文兵："广步"的反义词是小细碎步。它包含两方面意思：一是指步幅，再就是指走路的节奏。你迈着大步"呱呱呱"地走，这就不对。"广步"是一种很悠然的，迈着大步子散步的状态。毛主席说的"不管风吹浪打，胜似闲庭信步"大致就是这个意思。

梁冬：那什么叫"庭"？

徐文兵："庭院深深深几许。""庭"是什么呀？在农村，我们一般进了门之后，有个影壁挡着，你看不见里面。你只有过了影壁，才能看到空旷的院子。所以，"广步于庭"不是广步于"野"。

天气还没有到暖和的时候，你不可能到外边去春游、撒野，就在院子里面散步，还是相对封闭的。而且是要迈着大步，步幅还要和缓。记住！"步"不是跑步。古代人管"跑"叫什么？叫"走"！我们经常说"奔走相告"，这是一种什么样的感觉？就是一边跑着，一边告诉别人。

梁冬："走"是跑，但"奔"是两腿离地的。以马为例来说，四腿离地是为奔，两腿离地是为跑。

徐文兵：没错！真正的骑马散步叫"走马"。什么叫

> ◀ "广步于庭"不是广步于"野"。"步"不是跑步。古代人管"跑"叫"走"！

> ◀ 天气还没有到暖和的时候，你不可能到外边去春游、撒野，就在院子里面散步，还是相对封闭的。而且是要迈着大步，步幅还要和缓。

"走马观花"？就是一种走的状态，而不是蹦。走马是很稳的，不是去跑步，不是让你去做剧烈的运动。在春天，万物刚刚萌芽，刚刚生发，还没到需要剧烈运动的时候。

梁冬：春天的早上，地气升腾得最厉害，我们一定要好好接地气儿。

徐文兵：我对汉字的很多认识，得益于我把它翻译成了英文。因为汉字有一个特别讨厌的现象，叫"互训"。

梁冬：比如查一个"贫"字，字典里的解释是"贫者，穷也"。你再去查"穷"字，"穷者，贫也"！

徐文兵：这阻碍了我们去正确地使用自己的语言。还有，把它们翻译成英文时，我就突然觉得意思不一样了。比如说"走狗"这个词，你怎么翻译成英文？"running-dog"！

你把"走狗"翻译成"running-dog"以后，可以想象一下：打猎时你打中了一只鸭子，那狗"蹭蹭蹭"地跑过去，把鸭子给叼回来。你完全可以想象出它那种殷勤、忠实的样子。如果有一个人像"running-dog"一样给你办事的话，那真是个好同志、好部下！

▶ 真正的骑马散步叫"走马"。

▶ 春天的早上，地气升腾得最厉害，我们一定要好好接地气儿。

6. "被发缓形"

春天头发应解开，穿衣服要宽松

徐文兵："披发缓形"是这段经文里面最精彩的一句。先说"披发"，这里的"披"字原本应该是被子的"被"，是通假字。在古代，人到成年后都要束发。为什么要束发？

头发，历来是作为人一种心性的、外在的有形代表，我们经常把它称为"三千烦恼丝"。和尚出家剃度了，表示他跟他的亲人、朋友之间的那种复杂社会关系给"咔"的一声剪断了。

曹操在行军的时候说：谁把田里面的麦苗踩坏了，就要斩首。结果他的马受惊了，把麦苗踩坏了。怎么办？他不能斩首吧？他就削下自己的头发来——以发代首。"身体发肤，受之父母"，古人把头发看得很重要，把它当成是自己心性的一种流露，是头脑或心神的延伸。所以古代人定情的话，送一个小荷包，里面往往是一缕青丝。

梁冬：一串DNA嘛！另外，校园歌曲经常唱什么，"谁把你的长发盘起……"谁把你的长发盘起来了，你就跟定谁了。这说的也是一种心性。

徐文兵：古人蓄发原本为的是什么？男子八岁，女子七岁，披头散发，黄发垂髫，随便玩儿！等到他们启蒙入学的时候，就开始约束心性，开始束发了。到了弱冠，就要戴一个头冠，把头发扎起来。意思是：我已经离开了那个自由散漫的时代，我的行为有准则，有约束了，不能由着性子来了，

◀ "披"是通假字，通被子的"被"。

◀ 古人把头发看得很重要，把它当成是自己心性的一种流露，是头脑或心神的延伸。

63

这叫做"自我约束"。

可古人只有在春天的时候，才早早起来，把头发解开，让它自由披散在肩上，这叫"无拘无束"。让自己的心性、心情或者是心思在这一刻自由地放飞。

梁冬：让身、心、灵在这一刻扩展。

徐文兵：在中医看来，身、心、灵三者之间的关系，从来都是密不可分的。你可以通过调整自己的形体、形态、姿势来影响你的气血流动，达到影响你心情、思想的目的。所以在春天，不要约束自己，更不要箍着自己，把头发解开，披散下来。

梁冬：这叫"披发"。

徐文兵：接下来，我来说说"缓形"。缓，是缓慢的"缓"，形是形体的"形"。不是判决书上"缓刑几年"的缓刑。

"缓形"是指让自己的身体放松，尽量地不受约束。说到这，我想要是唐僧懂中医的话，到春天他就该把孙悟空的紧箍咒给松下来。另外，"缓形"的反义词是什么？

梁冬：拘束！

徐文兵：具体说来就是穿紧身衣。现在某某牌子的紧身内衣里面加钢筋。我给病人检查身体的时候，经常一解开衣服，啊哟，一层防弹衣，就这种带钢筋的衣服，然后我说："你脱掉，再做检查。"

穿这种衣服是为了什么？有句话叫"楚王好细腰，宫中多饿死"。勒自己，从形体上约束自己，结果是什么？在形体上，你苗条了，纤细了。但内在呢？气血运行全被堵在这一块儿了。

可春天是什么呀？萌芽、生发的季节！你这么压着自己，

▶ 在春天，把头发解开，让它自由披散在肩上，这叫"无拘无束"。

▶ 要是唐僧懂中医的话，到春天他就该把孙悟空的紧箍咒给松下来。

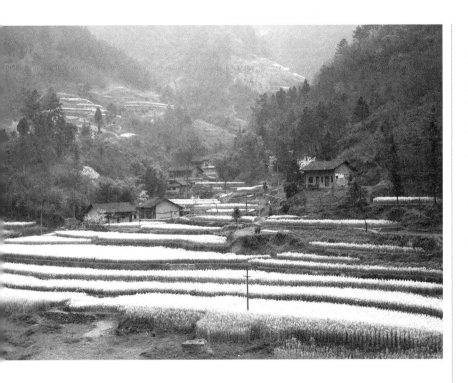

春分 3月20日或21日。此时太阳直射赤道，春暖花开，莺飞草长，此时宜积极工作，有什么好的愿望马上就要去做。

勒着自己，体内的生机、生气还能发出来吗？不可能。所以，春天最好穿宽袍大袖，披头散发，早早起来，在自家院子里散步。

梁冬：比如像我这种人，就没有长头发，那短头发会不会不符合了呢？

徐文兵：削发象征的是现在社会的一种文明。在古代，人们是主张蓄发的。你到道观去看看，所有的道士全是留长发的。他们还保持着古代那种留自己"全身"的习惯——胡子、头发都是不刮、不剃的。但起码要知道，春天不是理发的时候。

> 春天是萌芽、生发的季节！你这么勒着自己，体内的生机、生气还能发出来吗？

7. "以使志生"

春天，多立志，多做事

徐文兵：在春三月，我们早早睡了，第二天早早起来，穿着宽袍大袖，放松自己，在自家庭院里散步，这么做的目的就是"以使志生"。你往何处去？你的心往哪儿走？这叫"志"。

我以前讲过"志闲而少欲"，"志"有两层意思，它的甲骨文写法是上面一个"之"字，"欲之何处"就是说你往何处去？你的心往哪儿走？这叫"志"。你的心往后面走，叫记忆。你的心往前面走，将来想干什么，叫"志向"。所以在春天，你这么做的时候，你的"志"就会油然而生。

"志"生出来了以后，就叫"发陈"。在这种状态下，你就会发自内心地突然想做点什么！

梁冬：这恰好跟我的习惯一样，一到冬天，我就变得很消沉。一到春天，我就开始蠢蠢欲动，老想干点什么事儿。

徐文兵："蠢"上面是春天的"春"，底下是个"虫"。惊蛰以后，虫子就开始拱土了。这时候，你会发自内心地想做一些事情，你可能去做一些计划，干点什么！

本来这个"志"，应该闲，应该少欲。但在春天，你却应该顺应天地的变化，鼓励自己多做些事情。比如说，盘下来一个饭馆，考个博士，或者是拿个什么学位。

8. "生而勿杀"

不杀生，多播种

徐文兵：在春天，我们还要去哺育一些动物，或是植一些树。为什么？因为很多动物是在春天产仔的，很多植物也是在春天发芽、生长的。所以，春天绝对不是杀戮、砍伐的季节，而是播种，鼓励大家生长、发育、生根、发芽的季节。这叫"生而勿杀"。

记住，"杀人三千，自损八百。"当你宰杀动物的时候，这个过程会将你体内的一些生机也干掉，这叫"逆反"，是违背生机的生发规律的。杀戮的时候应该在什么季节？秋天！

为什么要"秋后问斩"，就为的是顺应秋季里天地的肃杀之气。在古代不管你犯了多大罪，在春天、夏天，国家都养着你，不杀你，等到秋后再来问斩。

◀ 当你宰杀动物的时候，这个过程会将你体内的一些生机也干掉，这叫"逆反"。

9.“予而勿夺，赏而勿罚”

做人要做“及时雨”

梁冬：接下来是“生而勿杀”后的“予而勿夺，赏而勿罚”。

徐文兵：予是给予的予，夺是夺取的夺。这时候，作为老板，是要给员工发奖金，发工资，鼓励他们去做计划、去创新的，而不是去苛责他们。

在春天，如果我们活生生把别人要去生发的生产资料，要做的事情想办法夺走，这样你伤了别人，也伤了你自己。所以在春天，我们要学会给予。我们看，宋江的外号叫什么？及时雨！他其实没有多少钱，但是人家会把手上的那点钱用得恰到好处。

梁冬：总是在最需要的时候给。

徐文兵：“饥时一口，胜过饱时一斗。”我在饥肠辘辘，饿得不行的时候，你给我一口饭吃，哎呀！我记得你一辈子。但是如果我都吃到撑了，你还给我一斗米，那你还不如不给。宋江为什么能结交那么多的朋友，为什么会有那么多的梁山好汉拥戴他？凭什么呀？就凭他在恰当的时候做了恰当的事儿。

在春天，你“予”，最后你的收获会很大。如果你在冬天撒了一地的种子，“予”没用了，别人不领你的情，所以春天要多行善事。

大家都知道，春节我们是要给红包，给压岁钱的。为什么呀？赏！不管你犯了多大的错误，做了多少坏事儿，这个

> ▶ 春天，老板要鼓励员工做计划、创新，不能苛责他们。

> ▶ 春天要学会给予，宋江为什么能结交那么多的朋友，为什么会有那么多的梁山好汉拥戴他？凭什么？就凭他在恰当的时候做了恰当的事儿。

清明 4月4日、5日或6日。此时气清景明，应多"植树"，能培养自己一年的生机。

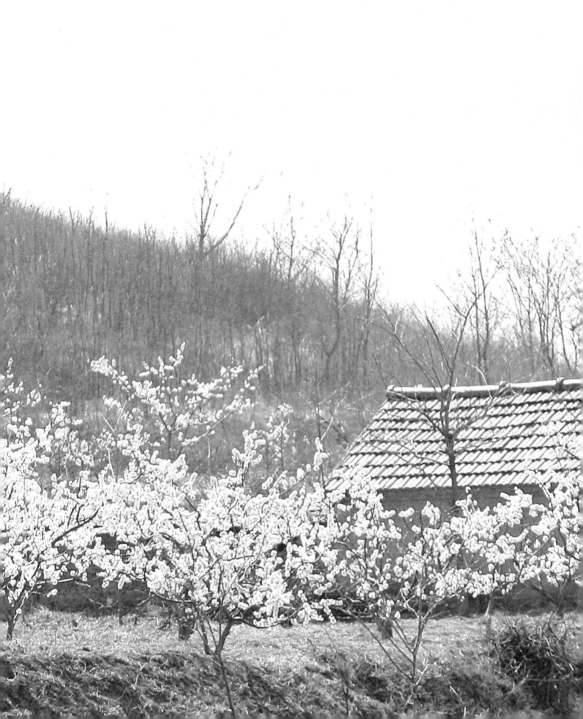

年过去了，新的一年开始了，这一篇儿就翻过去了，我依旧给你钱让你做事。

所以，"赏而勿罚"就是：即使你做错了，咱留着以后再说，绝对不会在大开春、大过年的时候跟你清算旧账，这时候跟你陈芝麻、烂谷子地闹一场，那叫违反天地之气。

梁冬：而且，当你在做这些行为的时候，无形之中会对内在产生一定的影响，在自己身上留下一些印记。

徐文兵：金融危机的时候，我发现来我这儿治病的，不光是被人开除的，那些开除别人的老板也来我这儿治病了。为什么？心里不落忍，他开除别人，自己心里也很痛苦。

10. "此春气之应，养生之道也；
逆之则伤肝，夏为寒变，
奉长（zhǎng）者少"

春天不好好生，夏天就不可能好好长

徐文兵：我们经常说"养生之道"，到底是什么呢？狭义就是，顺应天地之气去做事。比如"春生"时，你就要让它发芽，不要去扼杀它，这是养"生"；进入夏天后，它们就要茁壮成长了，所以夏天要养"长"；到秋天叫养"收"；到冬天就叫养"藏"。

所以，就中医而言，"养生之道"应该是养"生、长、收、藏"之道，而不是只局限于养"生"。目前，"养生"就变成广义的了，更多地指养护生命的意思。

现在，很多人之所以会得各种各样的毛病，就是因为他们光"加油"，不"刹车"。光顾着生发，却忽略了收敛，都是一根筋往上走，然后上到某个点，"嘭"的一声掉了下来，乱了节奏。而生命轨迹是应该呈曲线，有起有落的。这才是顺应天地的养生之道。

生病，就是因为没跟上天地的节奏。有节奏的表现是什么？顺应天地之气，该生发的时候生发，该疯狂生长的时候就长，该收敛的时候就夹着尾巴做人，甚至干脆躲起来猫冬、隐居，静观其变。

梁冬："此春气之应，养生之道也。"如果你不这样做的话，"逆之则伤肝，夏为寒变，奉长（zhǎng）者少"。

◀ "养生之道"应该是养"生、长、收、藏"之道。

◀ 该生发的时候生发，该疯狂生长的时候就长，该收敛的时候就夹着尾巴做人，甚至干脆躲起来，猫冬、隐居，静观其变。

徐文兵：在中医里，四季跟五行学说是相对应的，春天归于木，"木"翻译成英文，是"tree"，不是"wood"。

梁冬："wood"和"tree"之间最大的不同在于"tree"是有生命的。

徐文兵：所以我说，如果你想要更好地理解汉语，那就一定要把它翻译成英文，当你把"木"翻译成英文的时候，你就知道，啊！原来对木的理解不大对。翻译成"tree"，说明它就是绿的，它有生命力，是柔软，有弹性的。如果你把它翻译成"wood"，那就是枯朽、僵硬，没有生机的。

春天对应木，木是什么啊？向上的，它能曲能直。一阵大风刮过来，它便随风弯下来；大风过去了，它的"腰杆子"就瞬间挺起来了，大丈夫能屈能伸。如果"木"对应到我们的脏腑，就是我们的肝，这是脏。同时又对应我们的胆，这是腑。如果是对应身体上的其他器官和组织，那它还对应筋、指甲。"肝胆开窍于目"，所以它还对应我们的眼睛。

因此，春天是非常好的养肝、护肝的季节，还养护胆、筋、眼睛以及我们的指甲。同样的，如果你在春天做了违背自然之道的事情，你就会伤害到你的肝、胆等器官。另外，在五行里边，木的作用是什么？生火。

木生火，火生土。如果在春天你的肝木没有健旺起来的话，到夏天这个属火的季节，你就"火"不起来。意思就是说，如果你在春天没好好生，那在夏天就不可能好好长。

所以，"奉长者少"就是说到了夏天，身体提供给你在这个季节生长，茁壮成长的能量、气血就不够了。

梁冬："夏为寒变"是什么意思呢？

徐文兵：就是说到了夏天，天热，地也热，人本来也应该开始热起来，开始出汗了，可有些人就是热不起来。

▶ 如果你在春天做了违背自然之道的事情，你就会伤害到你的肝、胆、筋、眼睛、指甲等器官。到了夏天，就会出现一系列的病症。这就是误了农时的表现。

夏天，天气如果不热，地里的麦子熟不了，所以农民到收麦的时候最怕阴天。热跟寒都是自然变化之道，如果没有寒或没有热，那气候对作物、对人的影响都会从此发生变化。大自然自有它的道理，春天不生，夏天就热乎不起来。热乎不起来呢，很多人就会出现一系列的病症。这就是误了农时的表现。

梁冬：我们在春天是不是应该多吃素？

徐文兵：春天不是杀戮的季节，也就是说，春天是一个不吃肉或者少吃肉的季节。立秋那天要贴秋膘，冬天是要进补的，这俩季节都是要吃肉的。但是很多人在春天还使劲地吃肉，这是不对的。春天是消化的季节，是把冬天储存下来的营养转化成气血、精神能量的时候。所以春天不是吃肉而是吃青绿色植物的季节。

梁冬：青绿色植物正好代表了生机盎然嘛！

徐文兵：立春那天，大家习惯吃春饼、春卷，这叫"咬春"。"咬"字用得特别贴切。意思就是说跟上春天的步伐，咬住你，别想把我甩下。这其实就是"天人合一""天人相应"的理念在民间的传承。

春天我们还有一种习惯，就是喜欢吃发芽的东西，比方说豆芽、嫩香椿、春笋等，"小荷才露尖尖角"，都是那些刚刚发芽的东西。中医认为，不同东西的不同部位有不同的效果，像豆芽那些刚刚发芽的东西最具有生命力。

梁冬：最具生发之力。

徐文兵：很多人说："我们家的孩子都变成肉食动物了。整天光吃肉，不吃菜。"我说什么原因？第一，你的菜做得不好吃；第二，那菜是在大棚里培育出来的，它没有顺应天地之气的那种味道，没有那个"气"；第三个原因可能是你没掌握好吃饭的时间。

◀ 春天是消化的季节，是把冬天储存下来的营养转化成气血、精神能量的时候。所以春天不是吃肉而是吃青绿色植物的季节。

◀ "咬春"的意思是说跟上春天的步伐，咬住你，别想把我甩下。

◀ 大棚菜为什么不好吃？没有顺应天地之气的那种味道。

梁冬：什么意思？

徐文兵：中医养生讲"毒药攻邪"，就是说，如果你中了邪气，生病了，就要吃有毒性的药物。如果你没生病，那就养生！要吃五谷，"五谷为养"；然后"五畜为益"，平时多吃点肉来锦上添花；第三就是"五果为助"，就是吃水果，能帮助我们消化，但是千万别把水果当主食吃。很多人说："啊！我不吃水果缺维生素。"要我说，人又不是猴子，天天吃水果干吗？最后一句叫"五菜为充"，但从养生的角度来讲，应该改成"五菜为疏"。

什么叫"疏"？疏通！很多人都知道吃点粗纤维能通大便。蔬菜本身都是绿色的，对应的是我们的肝，而肝主疏泄。肠道堵了就好像河道淤积住了，但是肝气、肝血一来，"哗"，被堵塞的肠道就被打通了。

梁冬：中药里面经常用到的一味药，叫"炒麦芽"。大家都知道，它是用来消食化积的。

徐文兵：这个炒麦芽，不是你把大麦炒熟了，就可以拿来泡茶喝。不对，只有等大麦发芽了，炒熟了，它才有消化的功能。所以中国人对"气"的领会和把握是超前的。我们感觉不到"气"，那就跟着古人说的方法去做。

所以，你平时要多鼓舞肝气生发，而能增强肝气生发、疏泄功能的就是绿色蔬菜，或者是植物的枝叶，它们能消化掉我们在秋冬攒下的秋膘，或进补时累积下来的那些油水。

什么是消化？"化"就是把吃进来的那些物质变成"人肉"，然后变成脂肪堆积起来，再化成我们身体所需要的气血和能量。生活中，很多人发胖，因为他无法把脂肪转化成气血。所以，女孩子一胖，月经就出现问题。

梁冬：据说有些男孩子胖了之后，性功能也不好了。

▶ 不要在春天里吃一些酸不溜秋的水果，除非你肝火太旺。

▶ 千万别把水果当主食吃。人又不是猴子，天天吃水果干吗？

▶ 能增强肝气生发、疏泄功能的就是绿色蔬菜，或者是植物的枝叶。

徐文兵：男人一胖，第一反应就是性能力差了，因为元气不足了。老百姓有句俗话叫"母鸡肥了不下蛋"。

梁冬：老百姓真聪明啊！

徐文兵：老百姓就是智慧啊！母鸡如果光顾着去长脂肪的话，它就不会下鸡蛋了。如果一个女孩子脂肪堆积过多，她排卵就少了，月经也会变得紊乱。

所以，怎么把一身的肥肉转化成身体所需要的精血、精子、卵子？靠的就是一个"化"字。这个"化"靠谁来完成？就是我们的胆、三焦，也就是靠这个少阳系统去完成。

在春天，我们吃的东西都很鲜。比如说春笋，但它有点寒。而冬笋埋在地下没冒头，所以它滋阴的效果非常好。还有，冬笋炖什么肉最香？厨子都知道，笋搭配其他肉都不香，只有搭配猪肉时才香。

梁冬：因为猪肉在五脏里面对应的是肾，肾主水，对应的是冬天。

徐文兵：在冬天吃猪肉炖冬笋，绝配！苏东坡说过："宁可食无肉，不可居无竹。"要想又不俗，又不瘦，那就天天吃笋烧肉。

到春天，笋破土而出后，它的性质就从滋阴，也就是从补肾变成补肝了。补肾、补肝能增强人的性功能，所以，你要想克服笋那种苦寒的性质，有几个办法：一是用盐水煮笋，盐的咸正好平和了笋那种稍微有点苦的味道。另外，我们经常吃的一道菜叫"油焖笋"，这样油炸了后也能把笋的寒气去掉。还可以用锡纸包上笋去烧，就跟烧叫花鸡一样，可以把笋的寒气去掉，独独留下笋的生发之气。

除了春笋、香椿苗，还有满世界里人们采的荠菜，采回来后做点荠菜饺子，更香。你要是在春天做上这样几道菜给

◀ 很多人发胖，因为他无法把脂肪转化成气血。所以，女孩子一胖，月经就出现问题。男人一胖，第一反应就是性能力差了。

◀ 为什么笋搭配其他肉都不香，只有搭配猪肉时才香？

孩子吃，他不吃才怪呢！而现在那些大棚里种出来的蔬菜全是纤维。

梁冬：如果我们有机会的话，还是在自家阳台上弄几棵葱、几棵韭菜，起码算是自己家里的非大棚作物。

徐文兵：在春天，我一般在家里栽点蒜苗。把蒜一排排地放在碟子里，浇点水，蒜苗自然就萌发出来了。植物也是有灵性的，你看，放在阳台上的蒜，没多久中间就开始变绿了，然后芽冒出来了，它能感受到春天的那股气息。

说到吃，我们不可避免地要说到"味道"这个话题。其实，四季适合吃的味道是不一样的。春天是吃青绿蔬菜的季节，那春天吃什么味道的东西最好？

梁冬：吃酸的东西。

徐文兵：错了。

梁冬：酸不是对应肝吗？

徐文兵：没错。

梁冬：那为什么呢？

徐文兵：你只知其一，不知其二。肝有种性质，叫"木曰曲直"。什么叫"曲"？就是委曲求全，所以肝有藏血的功能。

如果它不藏血的话，女人就会崩漏，例假来个没完。而"直"是指疏泄，道路都通开了。所以肝的功能应该有两个：曲、直。"大丈夫能屈能伸"大概就是这意思了。

那请问：吃酸的东西时，是鼓励肝脏的"曲"性，还是"直"性呢？

梁冬：应该是鼓励肝脏的"曲"性，你看，肌肉一酸，人就变得紧张了。

徐文兵：对，酸的东西是止血的，所以，碰到那些崩漏的病人，我们一般用老醋喷下去。酸的本性是涩的，而涩的东西一般都具有收敛的效果。但同时，酸能鼓舞人的肺，肺能生津。有个成语叫"望梅止渴"，你一想到酸的东西，唾液马上就分泌出来了，这对应的就是肺。肺在五行里面属什么？

梁冬：属金！

徐文兵：金克木，对吧！所以你吃酸的东西是在补肺。那什么时候吃酸的东西最好？

秋天！所有酸不溜秋的东西，比如说梨、柿子，都在那个季节下来了。柿子吃多了会有种酸涩的感觉，能收涩到长出肺结石来，所以秋天是拈酸吃醋的季节。"酸"的反义词是什么？辣。我们经常喝酸辣汤，这有什么作用？当你受寒，感冒了，一定要进食点辣味儿。比如说，当胡椒的味儿压过醋的味儿，你身上就能发汗，而加点醋又不会让你发汗太多。所以，当你想美美地睡上一觉的时候，酸要放得多，胡椒要放得少，让酸胜过辣。

> 秋天吃酸的东西最好，补肺。

日子过得苦的时候，我们经常说这是一部辛酸史。辛和酸在五行里面正好是相对的。你吃酸的时候，肝是收敛的，它"委曲求全"了。当你吃辛辣的东西时，肝就舒展开来。所以，健康的人在春天适合吃辣的东西，微辣微辣的。

> 为什么日子过得苦的时候，我们经常说这是一部辛酸史？

平常吃饺子的时候我们要吃什么？蒜！然后还要加点醋。蒜是辣的，醋是酸的，两者正好形成一种平衡。另外，过腊八的时候，我们还要腌腊八蒜，这也正好是个酸辣平衡的例子。所以，怎么掌握辛和酸的尺度，要根据肝的情况。

> 健康的人在春天适合吃辣的东西，微辣微辣的。

梁冬：我一直以为辣对应的是金，对应的是肃杀，所以，总觉得辣的特性是收敛的。

徐文兵：大家如果有兴趣、有精力的话，可以读一下

《黄帝内经·素问》里的"藏气法时论",它把与饮食有关的"五谷""五菜"等都讲得很清楚。什么味儿入什么经,对哪条经会产生什么样的影响,是补还是泄,都说得很清楚。我们现在中医学讲的那些知识,很多人都是一知半解。比如大家一说酸,只知道它是入肝的,但是酸对肝好还是不好?就不清楚了。

你想,肝有"木曰曲直"的特性,你就应该知道有两种味道在影响肝。比如说,酒是辣的,我们喝点酒就能壮胆,因为肝胆互为表里。平常一个唯唯诺诺的人,喝完酒后,"哗"地就去打架了。

梁冬:酒壮怂人胆嘛。

徐文兵:酒是辛散的,能增强肝那种直的特性。为什么叫"醉以入房"?平常阳痿的人喝点酒,宗筋就立起来了。你说他怎么不喝点醋入房啊?

梁冬:有点醋意也好,增加小许情趣。

徐文兵:中医在饮食方面讲究与天地同步,也就是"应季"。这个季节出产什么,你吃什么,你要是什么都不懂,那就跟着季节走,总不会错的。

有一次,我请台湾作家胡因梦吃饭。正是阳春三月,我跟胡老师一握手,就感觉她手有点凉。点菜时,服务生给上杯果汁。我当时就想手这么凉,又是春天,再喝一杯酸寒的果汁,会越喝越凉的。当时我建议说:"咱们今天应该喝点白酒。春天了,咱们不能喝果汁,果汁是秋天喝的。像您手有点凉,四肢有点逆(厥逆),更不应该喝果汁。"老师欣然同意了。

几杯酒下肚,酒酣耳热。老师手也热了,脸也红了,状态好多了。

▶为什么叫"醉以入房"?平常阳痿的人喝点酒,宗筋就立起来了。你说他怎么不喝点醋入房啊?

在饮食方面，我们一定要顺应自然。春天，谁要是频繁地吃水果，喝果汁，就相当于在逆春天的养生之道，是在扼杀自己的生机。

梁冬：尤其是那些平常就活得不够舒展的人。

徐文兵：那更委屈！秋天喝点酸的东西是好的。因为秋天气候干燥，喝点酸的正好生津止渴、滋阴润燥。那到夏天该吃什么味道的东西呢？

梁冬：夏天应该吃点苦的东西吧。

徐文兵：这是逆于自然之道的。夏天出汗多，容易损耗身体里的体液。汗是什么味道？咸的！平时多流汗，战时少流血。夏天对应我们的心，所以在夏天我们要补心！

真正懂得养生的人，夏天吃西瓜的时候都会稍微洒点盐，喝绿豆汤时也会加点盐进去。

梁冬：前段时间我去南宁，吃了当地的水果，你知道他们放什么吗？放辣椒！把辣椒粉洒在杨桃上面，好吃得不得了！

徐文兵：你看看，人家那个辛和酸的比例搭配得多好。

另外，到了冬天，该吃些什么呢？烧烤的，炙的东西！烧烤的东西是什么味道？苦！

我读过《黄帝内经》，又行医多年，在这里，我告诉大家，在春、夏、秋、冬这四季里，五种味道的搭配方法，大家要掌握。在我们平常接触的味道里，养我们一辈子的就是甘淡，也就是五谷的味道。

梁冬：甘淡，就是吃米饭时嚼出来的那个味道吗？

徐文兵：吃面包时嚼出来的。

梁冬：米饭没有那个味道吗？

徐文兵：小麦是越嚼越甜，米饭是越嚼越酸。五谷总体

◁ 春天，谁要是频繁地吃水果，喝果汁，就是在扼杀自己的生机。

◁ 夏天应该吃点咸的东西。

◁ 冬天应该多吃些苦。

◁ 在我们平常接触的味道里，养我们一辈子的就是甘淡，也就是五谷的味道。

是甘甜的，这是我们平时最基本的食物。正常的人，春天吃点辛辣的东西有助于自己的生发之气，并将营养转化成能量，从体内输送到四肢末梢。

在秋冬时节，你的手脚冰凉还可以理解，但到了春天，您一伸手还这么冰凉的话，那你的肝气是极不舒展的。如果你是女性，可能有阴寒，会出现性冷淡的问题。如果是男子，则可能会有阳痿、不举的表现，这叫滋补基于甘。

夏天流汗多了，你要多摄入一点盐分，多吃些海味儿或者是咸的东西来滋补，比如说海带、海菜。到了秋天，水果熟了，那你就该吃点应季的水果，最好是酸的，滋补下自己的津液。冬天就吃些烧烤，稍微带点苦味的。

梁冬：那苦瓜什么时候吃？

徐文兵：什么时候上市就什么时候吃，但苦瓜一定要炒辣椒。

内蒙古有一种茶叫"砖茶"，特别粗、特别苦、特别涩。平常喝，我是喝不惯的。有一次，我吃自助餐吃多了，感觉撑到嗓子眼了。挺着个肚子就到我妹妹家去了，一进门，就让我妹妹赶紧熬砖茶。

砖茶端上来，一喝，甘甜的。这就说明在吃饱了，撑着了的情况下，原来苦涩的茶居然有股甘甜的味道。

▶ 正常的人，春天吃点辛辣的东西有助于自己的生发之气，并将营养转化成能量，从体内输送到四肢末梢。

▶ 苦瓜什么时候上市就什么时候吃，但一定要炒辣椒。

11. 春天是发情的季节

徐文兵：前面，我们讲了"春三月"——立春到立夏之前这三个月，人们应该怎样去顺应天地之气俱生的变化，来调整自己的身心、作息以及生活节奏，还特别提到了早晨起来后要"广步于庭，披发缓形，以使志生"。另外，还要"生而勿杀，予而勿夺，赏而勿罚"。这是《黄帝内经》里提到的，而《黄帝内经》里没提到的一点是：春天是发情的季节。

梁冬：是不是除了冬天以外，一年四季都适合发情？

徐文兵：人是万物之灵，他是四季都发情。但很多低级一点的动物一般都在春天发情。如果你顺应四季的变化，跟着春天这个点走的话，你会很省劲。虽然在秋天肃杀、冬天闭藏的时候，你也能动心，动情。但在春天做这个事是省劲的，因为春天里那种春花烂漫、春风拂面的感觉能让你不自禁地春心萌动。

梁冬：春情荡漾。

徐文兵：春情勃发。这是一个去表达感情，谈恋爱的大好季节。

现在很多大龄男女青年，一说相亲，你也不愿意，我也不愿意，最后彼此的爹妈去相亲。

为什么？因为他们没有那种发自内心的萌动。这时候，我们可以利用开春的大好时机，不露声色，不谈任何主题地把他们聚在一块，让好事自然成。

你看，少数民族的传统就保留得很好，一到春天三月三

◀ 春天是发情的季节。

◀ 春天是一个去表达感情、谈恋爱的大好季节。

就会办歌会，对唱情歌，互相走访等等，活动很丰富，古代甚至还有野合。其实，在古代，我们汉族也有个相关的节日，叫"三月三""上巳节"。这一天，大家都到河边去沐浴，用树枝、艾草泡的水去清除身体上不洁的东西，洗身也洗心。这个节日还象征了从伏羲、女娲流传下来的一种生殖崇拜，只不过这种传统后来慢慢被封建礼教给约束、压制了。

春天是个非常好的 dating 的季节，当约上三五好友，包括你心仪的那个人，一起出去踏青、徒步。

天地俱生的时候，人的身心也开始萌动，从冬天那种闭藏精血的状态开始发芽，长出枝叶，有那种蠢蠢欲动的心思。借着这个劲来做事，你就觉得不累。

▶ 天地俱生的时候，人的身心也开始萌动。

谷雨 4月20或21日。萌动的能量即将开始爆发。

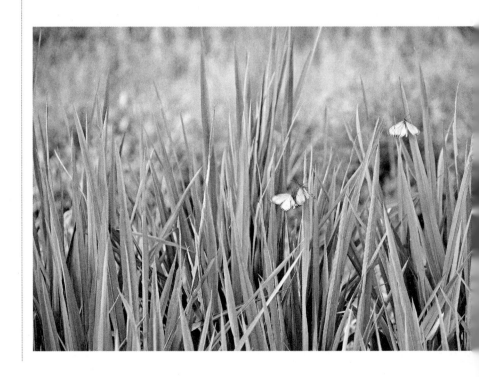

梁冬：为什么春风的"风"的繁体字"風"中间是个"虫"字？

徐文兵：其实说的就是蠢蠢欲动这么一种心思。

梁冬：这个"虫"是特指。

徐文兵：对。古代人看见的风，尽管是无形的，但古人有悟性，能悟到风里面带着很多微生物，比如细菌、病毒。所以我们受伤以后，第一，不要让伤口接触水，水尽管很干净，古代又没有显微镜，但古人用自己的心能悟到水里面有东西；第二，不能让伤口见风，因为风中也有很多不干净的东西，像虫子等。一个"風"字，就说明了我们中国人有很高的智慧。

下面，我再来说说"情"。"情"字的右边是个"青"。春天对应肝，属木，它的颜色是青的，青色就是枯黄的颜色返青了，开始变绿，发芽了。"情"包括情绪和感情两方面，它只是内心刚刚"返青"的那种萌动，等它变成一种热烈的能量时，就变成夏三月的"爱"了，春天是发情的季节，而夏天若有爱在外，那就是示爱的季节，情是爱的序曲，是前戏和前奏。

◀ 繁体字"風"中间的"虫"字，其实说的就是人蠢蠢欲动这么一种心思。一个"風"字，说明了我们中国人有很高的智慧。

◀ "情"包括情绪和感情两方面，它只是内心刚刚"返青"的那种萌动，等它变成一种热烈的能量时，就变成夏三月的"爱"了。

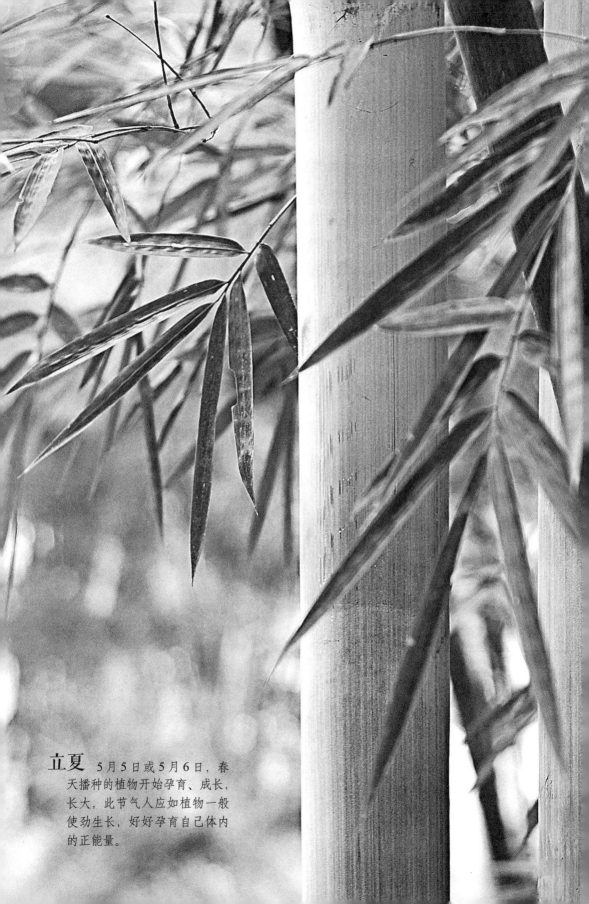

立夏 5月5日或5月6日，春天播种的植物开始孕育、成长，长大，此节气人应如植物一般使劲生长，好好孕育自己体内的正能量。

第三章

夏天你会"长"吗

夏天是一个火热的季节。这时候，心气随着天地的变化也变得很足、很旺。这时，要疯狂生长，去孕育自己的果实。

现在人们的"果实"发育不良了。男人的精子数目减少了，女子的卵泡不成熟，这都跟夏天用空调、冰箱以及喝冷饮有关。

不要让自己活得太压抑。冬天你藏着、掖着没问题，但在夏天，你还这么着，那身体肯定出问题。

经文：

夏三月，此谓蕃秀，天地气交，万物华实；夜卧早起，无厌于日，使志无怒，使华英成秀，使气得泄，若所爱在外，此夏气之应，养长之道也；逆之则伤心，秋为痎疟，奉收者少，冬至重病。

1."夏三月，此谓蕃秀"

万物都要在这会儿孕育"孩子"

梁冬：春三月过后，我们来说说"夏三月，此谓蕃秀"。

徐文兵："夏三月"是指立夏到立秋前这三个月。一般来说，五月的四号、五号就立夏了。接着，小满、芒种、夏至，然后小暑、大暑，共六个节气，一气是十五天。有两个节，一个是立夏，一个是夏至。一年中有四个立，就是四个节。还有两个至：夏至、冬至，还有两个分：春分、秋分，一共是八节。所以，一年下来有四季八节、二十四气、七十二候。这些，我在前面已经讲过了。那夏季这三个月，我们又该怎么度过呢？

夏三月，我们生长的环境变成什么样了？"此谓蕃秀"，什么叫"蕃"呢？

梁冬：这个我看了很多的解释，这个"蕃秀"，好像是一笔带过，什么是蕃？这个广东人称外国人叫番鬼，番茄吗？

徐文兵：什么番茄？这个"蕃"是草字头，低下一个番。广州还有个番禺对吧，你看这个番禺的番，加一个羽毛的羽念什么？

梁冬：就是翻嘛！

徐文兵：这个"翻"描写的是一个加倍，层层叠叠的样子。春天是刚开花，到了夏天则是枝叶茂密，在老树上出现了新的枝。

"蕃"就是"此谓发陈"后，层层叠叠的新枝叶从老树上

◀ 夏三月有六气：立夏、小满、芒种、夏至、小暑、大暑。

87

长出的茂盛样子。

"蕃"通"藩",有个词叫"藩篱",一堵篱笆墙,把你家跟我家隔开了,这叫"篱"。武松要出门了,走之前把自己家的篱笆扎紧了,并告诫潘金莲:"篱牢犬不入"。"藩篱"是什么意思?如果你家是两层,甚至是三层,中间会有一道隔离墙,这就叫"藩篱",说明相互隔绝的程度更厉害了。

徐文兵:夏三月,看到树木,首先想到的是"蕃",其次才是"秀"。我们评价别人时喜欢说"你长得很秀气",赞美祖国叫"山川秀美",可仔细想一下,"秀"到底啥意思?不知道,就知道是漂亮。怎么个漂亮法?就说不出来了。提醒大家一句,平时我们轻易不要夸人家小姑娘长得秀气。"秀"什么意思?它是个象形文字。怀孕的"孕"字怎么写?上面一个"乃",下面一个"子"字。"秀"是下面一个"乃",上面一个"禾"字。这意味着谁怀孕了?植物!

为什么春有华,秋有实?为什么有的花朵华而不实?因为它在夏天没"秀"。所以,"秀"是植物在开花、受精后,开始孕育果实的那个状态,春天开完花了,到夏天,树上结满了青色果实的状态叫"秀"。而具体到人,女人怀孕后挺着个大肚子叫"孕"。这就叫"夏三月,此谓蕃秀"。

梁冬:有时候你看见某一个人名字里面有秀,你就没法念他的名字了,所以学问太多实在是很难受的。

徐文兵:"秀才"啥意思?怀着才的人,满腹经纶,学富五车,不是一肚子草包的叫"秀才"。

梁冬:肚子里有东西才叫"此谓蕃秀"。

▶ 为什么平时轻易不要夸人家小姑娘长得秀气。

▶ "秀"是下面一个"乃",上面一个"禾"字。这意味着谁怀孕了?植物!

▶ 为什么春有华,秋有实?为什么有的花朵华而不实?因为它在夏天没"秀"。

2."天地气交"

为什么我叫"天地的孩子"

徐文兵：在春天，"人法地"，然后"地法天""天地俱生"。

为什么春天我们要放风筝，因为地气在太阳的引逗下开始往上走。当地上的水蒸气（地气）被蒸上天，形成云，下降为雨，这时候就出现了一种天地交流的现象。

为什么"春雨贵如油"？因为"天地俱生"时，地气都往上走，升到天上凝不成雨，只凝成了云，所以要下点雨很难。到夏天，地气上升为云，天气下降为雨，一升一降，这种交流就开始了，天地就像一对情侣一样热烈地拥抱。

梁冬：所以我们叫"天地的孩子"。

徐文兵：因为我们是天造地化后的产物，天地干什么，我们就跟着干什么。

◀ 夏天，看天地像一对情侣一样，热烈地拥抱。

◀ 为什么我们叫"天地的孩子"？

3. "万物华实"

看相拥而舞的花儿与果儿

梁冬：接下来我们来说说"万物华实"。

徐文兵：万物包括植物，也包括动物。就像《黄帝内经太素》里说的，一到夏天，开花的植物有，开始结果的植物也有。像早春开得很早的杏花，到夏天里就没了，但结了果。夏至前后，杏就黄了，我们就能吃到杏了。这个时候比春天光开花那会儿更殷实，所以叫"万物华实"。

小满 约在5月20日到22日之间，北方指夏熟作物的籽粒开始灌浆饱满，但还未成熟；南方地区把"满"用来形容雨水的盈缺，说小满时田里如果蓄不满水，就可能造成田坎干裂。小满未满时，最忌骄躁之心。

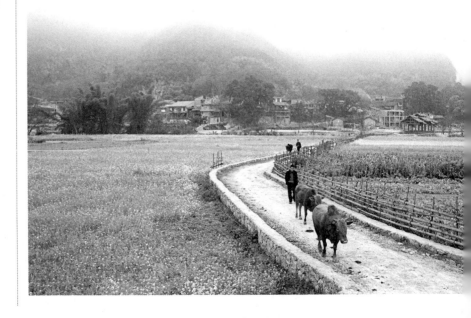

4. "夜卧早起"

夏天睡觉要晚睡早起

徐文兵："夜卧早起"就是说在夏天，我们要根据天地变化的情况来调整作息时间，可以晚点睡，早点起。

梁冬：你讲的是"可以"，而不是"应该"，这两种说法不一样哦。

徐文兵：我只能说"可以"，为什么？因为现在有了灯光，有了电脑和电视，其实都是在人为地延长光照的时间。古代人顶多点根蜡烛，点盏油灯，那种光污染是可以忽略不计的。而我们现在天天点着灯，这就相当于天天都在延长日照时间，所以，我说的是可以选择晚睡早起。到这会儿，因为昼长夜短，我们可以顺应天地的变化，睡得少一点。

梁冬：所谓的"早起"要早到什么时候？

徐文兵：在夏天，差不多五六点钟，天就亮了，所以你可以这时起来。如果你到冬天还五六点钟出去锻炼，那叫蠢。大家可以参照一下天安门广场升旗和降旗的时间，它正好跟太阳的升起、降落是同步的。在春分或是秋分那一天，它一般都在六点，或是六点一刻升旗。到了夏天，这个时间绝对会提早，一般都在五点半左右。

◀ 夏天要晚睡早起，因为这会儿昼长夜短。

91

5. "无厌于日"

夏天人不要讨厌太阳

梁冬：什么是"无厌于日"？

徐文兵："无厌于日"可以说是对我们现实生活最有说服力的一句话。

什么叫"厌"？它最早的意思是指吃多了，撑着了，开始腻味儿了，闻到油烟味儿、肉味儿就想吐。小孩儿为什么常会患"厌食症"？现在的小孩子，爹妈追着哄着，求小祖宗、小爷爷似的让他吃一口饭，但他就不吃。为什么？因为他吃多了，撑着了，并开始厌食了。所以，"厌"就是我们经常说的"不喜欢"的意思。而"无厌于日"，就是说在夏天这么激烈、奔放的时候，我们不要讨厌太阳。

现在我们讨厌太阳的方法有很多，第一是把自己关在写字楼里。关在写字楼里还不算，还要开着空调。出去吧，还要抹着各种防晒霜，打着什么遮阳伞，就是讨厌那个太阳。

其实，夏天本来就应该热。植物想华而实，想孕好果子，那必须要在夏天受热才行，否则成熟不了。

人的生理发育跟自然是同步的，如果光有秋收、冬藏、春生，没有夏天的热烈，很多人的生理功能就会受到影响。我印象最深的是 2000 年去香港，大概是八九月份去的。我也去过日本。日本呢，它讲究穿西服打领带，很正规地上班。所以它在夏天那个时候，冷气开得那叫一个足，我就受不了。在这样的环境里待久了，很多人就出现了各种各样的身心疾病。

▶ "厌"最早的意思是指吃多了，撑着了，开始腻味了，后来就是"不喜欢"的意思。

▶ 植物想孕好果子，那必须得在夏天受热才行，否则成熟不了。

▶ 人的生理发育跟自然是同步的。

梁冬：我以前在香港工作过，在冬天的时候，很多女青年是穿毛衣的，但她们那个时候又不穿毛裤，由于着凉时间长了，她们的腿就变得很粗，因为要分泌脂肪来抵抗冷气。

徐文兵：没错。

梁冬：所以现在真是一个可怕的冷气新社会。

徐文兵：大家都知道，我们的身体对各种营养物质，比如说对钙，对维生素 D 的吸收，是有条件的，那就是要有光照。为什么有人一到秋冬就会患抑郁症？就是因为他光照的时间不长。我们经常说，身体的阳气是生命的动力，那自然界的阳气从哪里来？不就是从太阳那儿。可是我们到了夏天，就因为热，想尽办法去躲太阳。

人的身体是冬暖夏凉的，在冬天，你摸上去热乎乎的；到夏天你再去摸，跟摸到蛇一样，是凉的。因为我们人体有一套自我平衡的系统，比如你感觉冷了，身体会通过"打摆子"来振奋体内的阳气，让自己热乎起来。

◁ 为什么有人一到秋冬就会抑郁？因为他在夏天光照的时间不长。

◁ 人的身体是冬暖夏凉的，因为它有一套自我平衡的系统，非常神奇。

6. 夏天最容易受寒

徐文兵：中医五行里面讲到了，我们人体有两套系统：一套制热，一套制冷。制热系统对应的是肝和心，而制冷系统对应的是肺和肾。所以到夏天，你感觉特别热的时候，肾水就会开始"工作"，然后你身上会出点毛毛汗，不是那种大汗，接着没过多久，你的心情也不那么焦躁了。

《水浒传》里说："赤日炎炎似火烧，野田禾稻半枯焦。农夫心内如汤煮，公子王孙把扇摇。"他心里有事的话，又赶上赤日炎炎，那他真是全身都焦躁。可是呢，公子王孙们不关心这事儿，尽管赤日炎炎，但他只管把扇摇，一点也不觉得热，所以老百姓流传一句话叫"心静自然凉"。

现在这个社会心又不静，很多人是发自内心地燥热，即使外面天气不热，他身上也燥热。再加上外面天气热，那他怎么做呢？不去从根本上"鼓励"自己的肾水来平抑心火，反而通过喝冰水、吹空调来降火。

我们现在还有一项伟大的发明——电冰箱。手一伸进去，寒气进来了，加上喝进去的冷东西，两冷一夹击，受寒了。在夏天，身体其实是最痛苦的，好多人的病都是受寒后"做"下的。

梁冬：因为在夏天，我们的毛孔是张开的。

徐文兵：我以前讲过，经常骑摩托车的人容易得关节炎，但他不是在冬天得的，因为在冬天，他知道穿皮裤，用护膝裹住膝盖来抵挡冷风。冬天，我们的身体是收缩、闭敛的。但一到夏天，毛孔就开放了，屋里又吹着空调，整个就是在拥抱阴暗，远离太阳。这样，寒邪最容易侵袭进身体。

梁冬：以前你说过，很多老妈妈们正在热火朝天做饭的时候，突然忘了根黄瓜，或是忘了拿甜面酱。打开冰箱，手一伸进去，得，寒气一下就窜到身体里了。结果肩膀疼、关节疼，有时候疼得一晚上睡不着觉，到医院检查也查不出啥毛病。

很多人从来都没有意识到，一个小习惯会产生什么大问题。比如夏天很热，你开车的时候喜欢把车窗摇开吹风，结果一下子就感冒了。实际上，这些不良生活小习惯造成的结果可能要比我们想象的严重得多。

徐文兵：我发现不少人得病的原因是丧失了"知觉"。"知"是什么？理性的考虑，知道夏天应该"无厌于日"，应该热乎点，离凉远点，这叫"有知"。无"知"的话，我还有"觉"啊。虚邪贼风一来，我有感觉，马上就躲开它。但现在的人，第一无"知"，第二无"觉"。为什么无"觉"呢？因为大多数人都喜欢喝那些冰镇饮料、碳酸饮料，结果把自己的感官给麻痹掉了，最后在不"知"不"觉"中被病邪侵害了。

◀ 一个小习惯会产生大问题。

◀ 不少人得病的原因是丧失了"知觉"。

7.“使志无怒”

夏天绝不是憋怒的季节

徐文兵："使志无怒"中的"志"，它代表了记忆和志向。在甲骨文里，"志"上面是一个"之"字，心知道往哪里去，这就是你的志向和愿望。另外，"怒"是什么意思？

梁冬：上面一个"奴"字，下边一个"心"字。

徐文兵："怒"就是把自己的心压抑成了奴隶。奴隶是什么？匍匐、跪拜在地下不能站起来的人。我们讲圣人的养生之道是"无恚（huì）嗔之心"。恚嗔之心是怒气的开始，怒气形成了以后，没爆发出来的状态叫"怒"。

梁冬：那爆发出来叫什么？

徐文兵：叫"愤"。你看喷涌的"喷"，口之边一个"贲"字。愤怒的"愤"字是心之边一个"贲"字。所以，把怒气发出来叫"愤"。我们平时都说"发愤图强"，没人说"发怒成强"。"怒"是在肝气动了以后，被压抑的那个状态。发出来了，就叫"愤"。

梁冬：那"怒"比"愤"对自己的伤害要大些吧？

徐文兵：没错，我们经常说"怒伤肝"，愤伤别人，怒是要伤自己的。我记得小时候看过一部关于林则徐的电影。

梁冬：《虎门销烟》。

徐文兵：里面有这样一个镜头：林则徐一看政府拨的银两，本来是要用来造大炮的，结果被一些贪官给贪污挪用了。所以他送走那些贪官后，就把茶杯"哗"一声砸地上了。然后，他突然抬头看到墙上的条幅上写着两个字——制怒，就赶紧去收拾摔碎的茶杯。

"制怒"是儒家或古代士大夫修身的方法，意思是要压制自己的怒气，别让它流露出来。但道家就不主张这么做，它建议我们：第一，要看得开，以不生恚嗔之心，不生气、不怒为最高境界。

你怒就是因为你想不开，你的想法就是：啊，我是以我的君子这种忠诚的标准来衡量所有的人。一旦有人做了贪官污吏的事，那你就想他怎么能这么做呢？如果大家都是这样的人，都有欲望，就都有可能犯错误，那咱们的人性是恶，还是善？要是人性本恶，那我就认为他做贪官很正常，那我就制定一些制度什么的来惩戒、处理他就完了。这理性考量就完了，干吗要生气呢？所以，以不怒为最高点。

第二，如果已经怒了怎么办？要找合适的地点、场合，把它发出去，绝对不要去制怒，把心中的那股气压在那儿。人身上的能量是守恒的，生气了，你要不把它转化出去，那口气就永远在那儿。刚开始是无形的一口气，慢慢地它会再结合身体里的其他"恐怖分子"，比如说痰、瘀血等，就变成有形的了，时间一长，就会长出一块东西来。

梁冬：这叫"无中生有"。

徐文兵："无"不是"没有"，而是你看不见，是一种能量。

梁冬：假使有一天，你真的要摔茶杯的话，给你个建议：先装在塑料袋里面，扎上口再摔，这样收拾起茶杯来比较容易。

徐文兵：怎么把自己已经有的那个怒转化出去？我们刚才说，要找合适的地点、场合。你说齐达内，他就不压抑自己的怒，一头把那哥们撞倒。他可能挨个红牌，没得世界杯

◀ 生气了，你要不把它转化出去，时间一长，它会变成有形的肿块，这叫"无中生有"。

◀ "无"不是"没有"，而是你看不见，是一种能量。

97

奖，但他那个情绪没有受压制，所以他很舒心。我们普通人不敢付出这么大代价，你跟老板生气了，然后就摔茶杯，马上没工作了。情绪倒是发了，但随之的问题开始来了。我建议大家去找中医看看，或者学些中医的方法，把压抑的怒气给舒散开。中医经常说一句话叫"疏肝解郁"。很多被压抑的怒气，就好像来了一阵风，我们说"木曰曲直"，风刮过来，树就弯倒了。但是弯倒以后，它就留下一种痕迹，就相当于我们生气以后郁了一口气。很多人想不开的时候，一般会说："我就咽不下这口气，我就憋了一口气。"

▶ 为什么生气以后千万别吃东西？

很多人生气以后的习惯就是吃东西，我建议大家这时千万别吃。我们知道肝气是往上走的，所以有个成语叫"怒发冲冠"。吃东西是往下咽的，足阳明胃经也是从脸往脚上走的，所以一个往上顶，一个往下压。而气本来是无形的能量，但是加上你吃进去的东西后，就变成有形的了，所以生气的时候去吃东西，会形成很难化解的郁气。

梁冬：有句话叫"吃饭不生气，生气不吃饭"。

徐文兵：怎么去化解自己的怒气呢？我们可以吃一些疏肝理气的药，一般这些药物都有一些辛味儿，是发散的。最好是去找医生调理一下，也可以去药店开一些成药或者是汤药，比如舒肝丸。

梁冬：除了药以外，家里面有没有唾手可得的东西呢？

徐文兵：唾手可得的话，你要辨证。逍遥丸勉强可以用，良附丸也还行。比如有些人生完气，吃点东西就开始胃疼，这时吃点良附丸可以，香砂养胃丸也勉强可以吃。另外，吃完药或是扎完针以后，有一个明显的特点，就是会开始打嗝、放屁。屁、嗝是什么？

梁冬：气。

徐文兵：就是你咽下的那口气，你把它放出来了，它就变成了一种无形的东西，肝里面郁结的气也随着消散了，"敌人"没有根据地了，你就免了那种"患"。"患"就是心中堵了一串。

夏天绝不是郁闷、憋怒、憋屈的季节，如果心中有患，你要去找合适的场合、时间把它尽情地发泄出去。

梁冬：这就是"使志无怒"。

徐文兵：不要让自己活得太压抑。冬天是"若伏若匿若有私意"，你藏着、掖着没问题。但在夏天，你还这么压抑着，那就不太好活了。

◀ 不要让自己活得太压抑。冬天你藏着、掖着没问题，但在夏天，你还这么着，那身体肯定出问题。

8. "使华英成秀"

开花后一定要"怀孕"

梁冬：什么是"使华英成秀"？

徐文兵：这就是我刚才说的那句话。

梁冬：此为蕃秀嘛。

徐文兵：花ing，英是什么啊？

徐文兵：我们经常说英雄，你说英是什么？

梁冬：英是一个"央"，上面一个"艹"，其实我以前看过一个版本，说"英"是那种绳子勒在脖子上的那种感觉，

徐文兵：叫英？

梁冬：叫央，央！

徐文兵：这就扯到央了。我们经常说中央，咱们就说中央电视台，它翻译成英语就是——China Central Television：CCTV。"central"是什么意思？

梁冬：中心。

徐文兵：central解释的是"中"，它没翻译"央"。"中"和"央"是不一样的。你看"央"的字形，像不像埃菲尔铁塔？

"央"是最高点，我们说夜未央、未央宫，"央"是什么呀？最冷，最夜。

子时的最高点叫"央"，夜未央。你看，"英"是草字头底下一个"央"，所以英是花开了以后中央吐出的最高点，那是花蕊。花蕊是花吐出来的最高点。古代的英雄戴的帽子上都插了两根雉鸡翎，印第安人的大英雄戴的帽子上也插着羽

▶"央"是最高点，我们说夜未央、未央宫，"央"是什么呀？最冷，最夜。

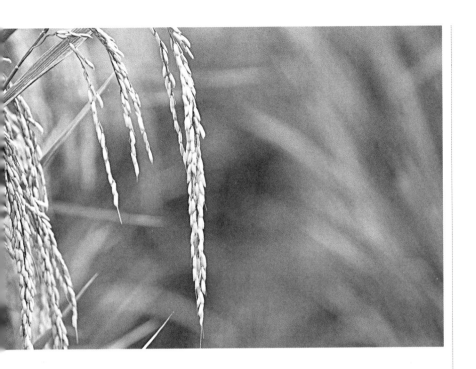

芒种 一般在6月6日前后，农作物开始成熟，忙碌的日子来临了，应保持轻松愉快的心情，注重精神调养。

毛，就是表现自己中心很高。

梁冬：这就是个人英雄崇拜，"华英成秀"。

徐文兵：在夏天，我们要利用这种热烈的天气，不要厌于日，让我们开出的那些花、吐出的蕊受精，使它怀孕、结果，这叫"使华英成秀"。其实，农民伯伯最怕的是夏天不热。在夏天，要是连着几个阴雨天，完了，种下的麦子该灌浆的灌不了浆，该抽穗的抽不了穗，就成不了实，结不了果。

梁冬：其实读懂《黄帝内经》的文字以后，会发现它还是非常情色的，唉，不是色情。

徐文兵：非常具有生活气息。

◀ 读懂《黄帝内经》的文字以后，会发现它非常有生活气息。

9. "使气得泄"

夏天，请不要冰镇自己

徐文兵："泄"和"泻"之间有什么区别？"使气得泄"的"泄"是无形能量的流失；而能看得见的水泻、大便溏泻的"泻"用的是三点水加一个"写"字的"泻"。它们分别指的是无形和有形的能量流失。

你看，冬天是闭藏的，不要泄气。在夏天，毛孔是开放的，你能看见的是出汗，看不见的是体内的热气正往外蒸腾。小时候，我记得跑完步，或者是课间十分钟疯玩一阵后，脑袋顶上都腾腾地冒气。

梁冬：这叫"男人气"。

徐文兵：那会真是童男子，阳气很旺盛，很容易就跑出了一身汗。所以，夏天毛孔开放，就是要让体内积攒的、不管是气还是什么污浊的东西排泄出去。不过，前提是你要"无厌于日"。如果你整天开着空调，开着电扇，结果气没来得及出去，虚邪贼风就先窜进你身体里了，所以夏天是非常容易中风的一个季节，因为你身体里的气是往外泄的。

梁冬：因为毛孔是开放的。

徐文兵：你能看得见的叫毛孔、汗毛孔、毛汗孔，我们中医还有一个词叫"腠理"。理能看见，就是皮肤的纹理，有粗有细，但腠是细胞中的一个间隙。你看不见它，但它的确存在，它不是出汗的，是出气的。

人的皮肤是有呼吸功能的，我是怎么体会到的呢？比如

▶"泄"是无形能量的流失；而看得见的水泻、大便溏泻的"泻"指的是有形能量的流失。

夏天下雨了，我们套一件塑料雨衣，裹的非常严实的话，会突然觉得气透不过来。

梁冬：虽然鼻子露在外面，但也没办法。

徐文兵：憋得慌。现在有人发明了保暖内衣，里面就弄一层塑料薄膜，其实那种衣服穿在身上是极其不舒服的。为什么？因为不透气。

扁鹊见蔡桓公的时候说："君有疾在腠理，不治将恐深。"意思是：你那个小毛病——"疾"是在皮肤的表里，没往里走。所以，夏天你应该让自己处于开放、开泄的状态，但也不要像某些膀爷，一到夏天，光着个膀子横着就出来了。

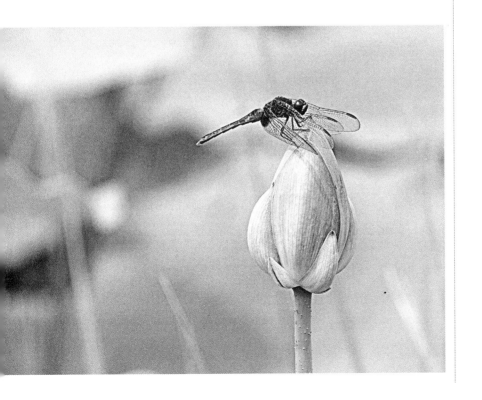

夏至 6月21日或22日，白昼变长，地表温度逐渐升温，此时不要『冰镇』自己。

梁冬：就像郭德纲说的："哇，身上纹着两条带鱼。"

徐文兵：要"使气得泄"，这是一种浑身舒畅的感觉。在夏天，很多人喜欢喝冷饮、吃冰棍，把自己"冰镇"起来。想一想，气被这些冷东西冰镇后能从身体里泄出去吗？不会，反而被镇在身体内了。

古代没有电冰箱的时候，在冬天，老百姓就把冰块切下来放到地库里面。到夏天，就从地库里面把冰运到城里面卖。这些人一般走到城里后渴了，就敲开街坊家门，讨碗水或者是茶喝。可能有人会说："哎，他车上不是有冰吗？渴了就吃冰呗。"他也知道吃冰不解渴，为什么？因为冰把他镇住了。

什么叫"生津止渴"，只有让自己体内产生津液，才能真正消除焦渴的状态。

如果生不了津，你就是吃再多的冰，喝再多的冷饮，也还是会渴。所以人家是讨碗热茶喝，之后唇齿留香，唉，舌下津液一出来，那股焦渴劲就没了。作为回报，然后他就送对方一块冰。

你看我们现代人，一到夏天，拎了个冷饮瓶子，嚼了个冰棍，捧着一个冰淇淋的桶在那吃。哎呀！我一看，说这年头医院的生意绝对会非常好的。为什么！天天有这么多人在往医院那走，排队。

梁冬：我昨天碰见北大的王守强教授，他说："科技在进步，文化很难说进步，可能某些地方还甚至不如……"

▶ 夏天，很多人喜欢喝冷饮、吃冰棍，把自己"冰镇"起来。想一想，气被这些冷东西冰镇后能从身体里泄出吗？不会，反而被镇在身体内了。

▶ 只有让自己体内产生津液，才能真正消除焦渴的状态。

10. "若所爱在外"

夏天是示爱的最好季节

梁冬：什么是"若所爱在外"？

徐文兵：我前面说了，春天是发情的季节，是情绪、情感、感情萌动的时候。它发青，还比较青涩。到了夏天，植物颜色从青色变成了红色、赤色。木生火，所以夏天是一个火热的季节。

春天对应的是肝，夏天对应的是心，"心"包括我们说的心包——肉质的心脏，还包括我们形而上的情感、情绪。这时候，心气随着天地的变化也变得很足、很旺。

我们经常说这个人心气很高，老盘算着要做点事。有些人没什么心气，对什么都没兴趣，活得都没劲了。所以夏天正常人心气很足，然后呢，是表达自己的那种爱的一个季节。

梁冬：夏天是一个示爱的季节。

徐文兵：不仅是示爱的季节，甚至是做那个的季节。"爱"的繁体字"愛"的中间是有"心"的，说明爱是要动心的。现在的简化字已经把汉字闹成"残废"了。

梁冬：没有心了！

徐文兵：没有心的爱就是哀，"哀莫大于心死"。我们用一个字来形容，心气不足、干什么都没劲的那个状态就是"哀"。

梁冬："哀"为什么写成那样呢？

徐文兵："哀"跟"衰"是一样的，衰到一定程度，那一

▷ 夏天不仅是示爱的大好时间，也是做爱的最好季节。

▷ 心气不足、干什么都没劲的那个状态就是"哀"。

横都没了，就变成哀了，心有余而力不足。《黄帝内经》里说的"动作不衰"就这意思。

"哀"是整个心都死掉了。悼念死者的时候，我们说是去致哀，什么意思？我们不想让你死，但我们无能为力！很多人一看街上的流浪狗、流浪猫，自个儿就在那流泪，为什么？"兔死狐悲，物伤其类"，他其实是在同情自己，心里在淌血，在流泪。像这种人到夏天可能会好过一点，但到了秋冬，可能会难过、抑郁得要死。健康的人，在夏天是热情奔放的。所以，我说春天去约会，夏天去示爱，顺应天地的节奏，祝您好运。

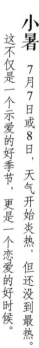

▶ 春天去约会，夏天去示爱，顺应天地的节奏，祝您好运。

梁冬：所以有首歌唱得好——"这是一个恋爱的季节"，说的就是夏天。

小暑 7月7日或8日，天气开始炎热，但还没到最热。这不仅是一个示爱的好季节，更是一个恋爱的好时候。

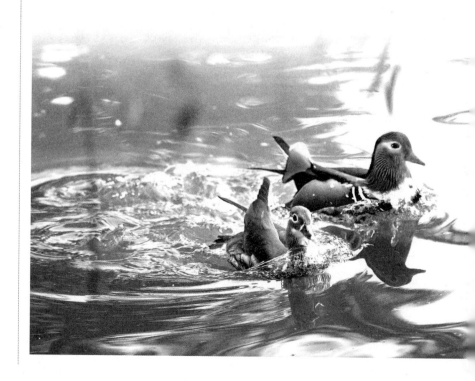

11. "此夏气之应，养长之道也"

千万别逆天

梁冬："此夏气之应"，为什么要用"应"这个字呢？

徐文兵：我们经常说"答应"，什么叫"应"？别人往上顶，你也跟着往上颠；别人往下落，你也跟着往下坠。我们要"四气调神"，跟着自然天气的变化去走，天气出现了什么像，出现了什么气，我们就应和着走，所以保持一致叫"应"。应一声，叫一声，答应一下。没有回声，没有回应，那你就没有跟上天地的共振和节奏。

梁冬：有人给你发短信，即使就是"OK"两字，你也要回一下，否则对方会觉得一拳打在空中。

徐文兵：你会让别人很焦虑。我们经常说"来而不往非礼也"。别人送你一个礼，是表达一种感情。其实，每个人心里都期待着有一个回应，哪怕你说一句话，当然，最好是有形的物质，都是好的。你这么做人，那你跟朋友的关系就会维持很久。我看很多有教养的家庭，其中一个下班回到家就说："我回来啦。"另一个就答："你辛苦了。"

还有，老板叫员工："谁谁谁，你来一下。""哎，您找我有什么事？"这种员工都是有眼力见的，懂得这种自然之道；如果老板叫了你半天，你事倒是干了，却没应一声，白干！因为这样会让老板心里不舒服，心里老有种空落落的感觉，这就跟放二踢脚一样，"咚"的响了一声，每个人都期待第二声响，结果就是没响，心里特别扭。

◀ 天气出现了什么像，出现了什么气，我们就应和着走，千万不要逆天。

◀ 别人送你一个礼，是表达一种感情，你一定要有一个回应。

◀ 老板与员工的相处之道。

12. "逆之则伤心，秋为痎疟，奉收者少，冬至重病"

夏天不好好长，秋天没收的，冬天得重病

▶ 现在人们的"果实"发育不良了。男人的精子数目减少了，女子的卵泡不成熟，这都跟夏天用空调、冰箱以及喝冷饮有关。

梁冬："此夏气之应，养长之道也。"意思是说，春天要养生，夏天要养长。

徐文兵：在春天，植物发芽了，到夏天就要疯狂生长，去孕育自己的果实。我发现，现在人们的"果实"发育不良了。男人的精子数目减少了，女子的卵泡不成熟，这都跟夏天用空调、冰箱以及喝冷饮有关。

梁冬：真的吗？

徐文兵：万物是一理的，万物华实，也包括我们人类。孕育自己的果实需要一个热烈的阶段，否则它就发育不好，出现抑郁症、躁狂症，包括一些心脏疾病，那这根是从哪儿种下的？

▶ 为什么抑郁症、躁狂症，包括一些心脏疾病的根是从夏天种下的？

梁冬：夏天。

徐文兵：夏天本来应该热，应该"无厌于日"的，你非要逆着它，伤了自己的心气，就好像春天去杀生，会伤了自己的肝气一样。在夏天，你逆着天地之气走的话，就容易伤心。

说到心，其实我们有两个，一个是有形的，叫"心包"，就是实质的心脏，肉心。另外一个就是我们形而上的思想，包括情绪、情感，那叫心神，这也会被伤到。所以，夏天是一个养心的好季节。

梁冬："逆之则伤心，秋为痎疟。"

徐文兵："痎疟"是一个中医的病名。你如果逆天地之气走的话，到秋天就容易得一种常见病——疟疾，一会儿冷，一会儿热的。其实，这是伏寒在身体里面发散不出来的表现。

这样到了秋天，就没东西可收获了。华英成不了秀，没有孕育，哪来结果？所以，春华为什么没有秋实呢？因为没有夏秀，在夏天，你没有好好地、热烈地让它去秀！

梁冬：所以就"奉收者少，冬至重病"。

▶ 夏天逆着天地之气走，容易伤心，到秋天就收获不了什么。

大暑 7月23日或24日，一年最炎热的时候，此时要特别注意养心。

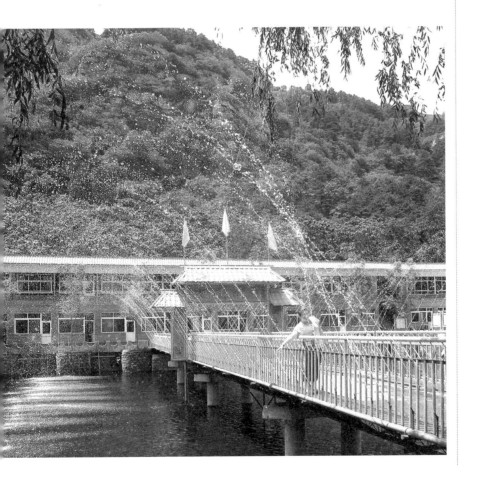

13.天气越热，越要吃热性的东西

梁冬：夏天的饮食应该注意一些什么呢？

徐文兵：在春天，如果是健康人，可以稍微吃一点发散的、辛散的东西。但现在很多人都习惯加班熬夜，点灯熬油，人为地增加了日光的照射时间，所以大家都是发散太过而收敛太少。所以，你在春天还吃辛辣、发散的东西，那就错了，你可以煮点乌梅汤，稍微收敛一下，这是对病人而言！

在夏天，如果你"无厌于日"，那会出很多汗，流失掉很多盐分。怎么办？多喝汤、喝热水，另外，加点盐，这样可以补充自己体内的盐分。在夏天，人体内的阳气和能量是往体表走的，是要出汗的。这时，身体的哪一块儿是凉的呢？

梁冬：反而是肚子。

徐文兵：我老家有句俗话说得好，睡觉的时候，冬天要盖后背，夏天要盖肚子。在夏天，你摸摸你的肚子，是凉的，而且人的胃口也不好。所以，夏天我们叫疰夏或是苦夏，这是身体自然的一个表现。越到这个时候，你就越要吃热性的东西。我们说"冬吃萝卜夏吃姜"。为什么要吃姜？为了温暖肠胃。可是夏天，我们不光吃冷饮，还吃海鲜，很多人闹肚子，上吐下泻的，就是吃多了海鲜闹的。

梁冬：在中医里面，海鲜应该属寒凉之物。

徐文兵：水里的东西都是寒性的，所以在夏天，寒性的东西吃多了，人就容易闹肚子。当然，你上吐下泻地拉出去了，还不错。如果没拉出去，就相当于把阴寒的东西吸收进体内了，就

▶ 越到夏天，越要吃热性的东西。

▶ 水里的东西都是寒性的。

为往后出现荨麻疹等一系列（过敏性）疾病埋下了祸根。

梁冬：如果你实在喜欢吃海鲜的话，一定要加一些热性的配料，比如说紫苏叶、芥末、生姜、黄酒、白酒等去平衡它的寒性，或者是炭烤着吃。

徐文兵：我们吃海鲜的时候，都是喝热的黄酒，不像现在的人，都流行吃海鲜喝凉啤酒，很多人得痛风就是这原因。这也是人在夏天"做"下的疾病之一。

梁冬：最后总结一下：夏天由于阳气外泄，肚子里反而会比较寒，如果要喝水，也要尽量喝点热水。

徐文兵：我们经常说"养生之道"，什么是养生之道？春天要生，夏天要长，让万事万物拔节儿，使它"华英成秀"，让它热烈地"秀"出来，而不是被"冰镇"住，要是不这样做的话——"逆之，则伤心"，结果是"冬至重病"。病根是你在夏天种下的，但因为这个时候天气还比较热，疾病还没有表现出来。到了冬至那天，阴气最重，阳气最弱，你就可能会发一场重病，事实上很多人都死在冬至那一天。

比如说我们大家都知道的马季先生，他经过很多磨难、坎坷，本身就有心脏病，很多人还拿他之前的事儿老去诟病他。马先生自己也说心情一直都不是很舒畅，结果他就在冬至那一天的凌晨不幸离世，而且死在卫生间里。

梁冬：卫生间是屋子里阴气最重的地方。

徐文兵：阴寒之气、污浊之气最重的时候，马季先生突然心脏病发作了。夏天种下的"种子"到冬至那天发起来了，所以《黄帝内经》说"冬至重病"。

节儿不好过，节过不好，就成了劫难的"劫"。所以，立春、立夏、立秋、立冬、春分、秋分、夏至、冬至这八个节气转换的时候，要提前吃点药，即中医里说的"上工治未病"。

◁ 吃海鲜的话，一定要加一些热性的配料，比如说紫苏叶、芥末、生姜、黄酒、白酒等去平衡它的寒性，或者是炭烤着吃。

◁ 卫生间是屋子里阴气最重的地方。

◁ 节儿不好过，节过不好，就成了劫难的"劫"。所以，立春、立夏、立秋、立冬、春分、秋分、夏至、冬至这八个节气转换的时候，为了避免发病，要提前吃点药，好好调整一下自己的身体。

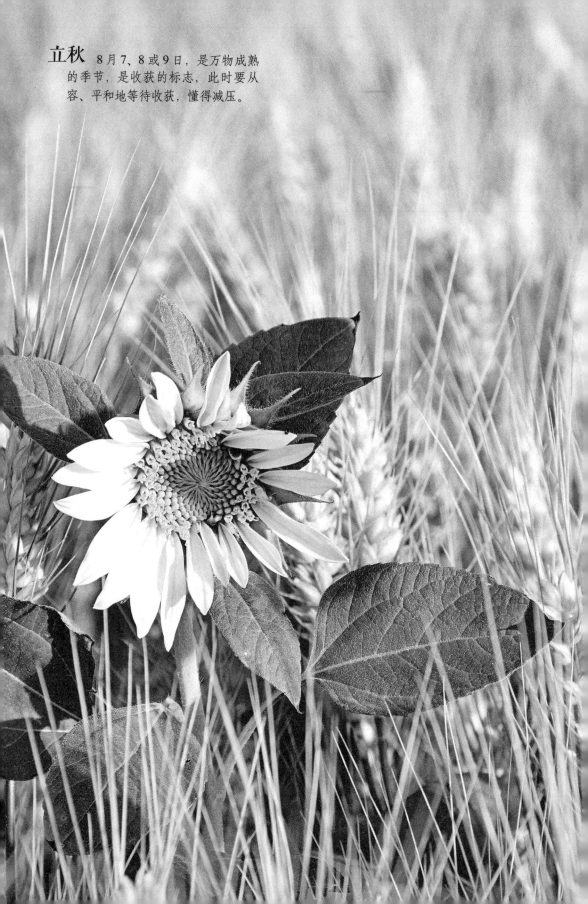

立秋 8月7、8或9日，是万物成熟的季节，是收获的标志，此时要从容、平和地等待收获，懂得减压。

第四章

秋天你会"收"吗

秋天要干的事：1. 收获在春天、夏天生发、辛勤工作的成果；2. 把自己发泄在外面的阳气和能量收回来；3. 把自己的心神、心思也收回来。

如果你明知自己错过了天时还在那儿努力地工作，那你等来的只有一个结果——愁，拧不过了。

秋天想谈恋爱，除非你的阳气特别旺。

经文：

秋三月，此谓容平，天气以急，地气以明；早卧早起，与鸡俱兴，使志安宁，以缓秋刑，收敛神气，使秋气平，无外其志，使肺气清，此秋气之应，养收之道也；逆之则伤肺，冬为飧泄，奉藏者少。

1. "秋三月，此谓容平"

要活就活得从容不迫

梁冬："夏三月"之后我们讲"秋三月，此谓容平。"

徐文兵："秋三月"是从立秋开始算起的，八月初到十一月初，而立秋的时间应该是在阴历的七月左右，阳历的八月七号或者八号。

在夏天，有一个现象叫"天地气交"，天气很热，地上的水蒸气被蒸腾起来了，气温高，湿度也高，湿和热交织，所以大家整天都觉得粘腻不爽；可到了立秋那天，季节变化会很明显，你就感觉秋高气爽了。

虽然天气还很热，但空气中的湿度开始慢慢降低，你会觉得身体里的汗出来得畅快一些了。

从立秋开始算，秋三月有六个气，"秋处露秋寒霜降"，立秋以后是处暑，然后是白露、秋分、寒露和霜降，每气十五天。

在这三个月当中，我们要怎样调整自己的身心呢？《黄帝内经》说："此谓容平"。

我们先来复习一下，春三月叫"发陈"，夏天是"蕃秀"，而秋天叫"容平"，什么叫"容平"？"容"是从容不迫。"平"是什么？

梁冬：平和的意思。

徐文兵：春天是生，夏天是长，到秋天了，要讲究平和，活得从容不迫。什么叫"从容不迫"？现在的人老说活

◀ 秋三月有六气：立秋、处暑、白露、秋分、寒露、霜降。

◀ "容"是从容不迫。"平"是平和的意思。

处暑 8月23日左右，炎暑彻底结束，情绪要慢慢收敛，凡事不躁进亢奋，也不畏缩郁结。

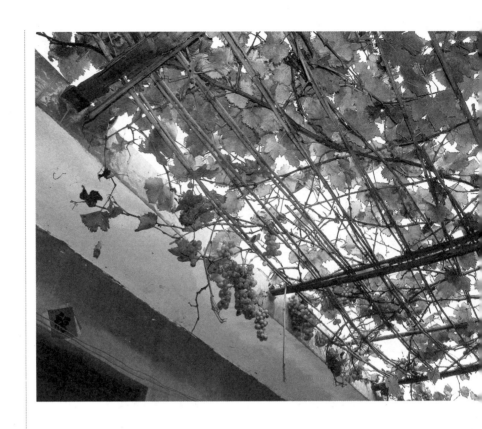

▶ 在秋天，平时有准备，身体健康的人就能活得从容不迫。而不健康的人会悲、会愁得慌。

得很有压力，这压力就是"迫"，即使你不情愿，但背后总有一股力量推着你去做你不愿意做的某些事儿，这叫有"压力"。

为什么秋天人要"容平"呢？容的前提是春生了，夏长了，到秋就该收了。春天的事我做了，夏天的事我也做了，到了秋天，我就应该很从容地等待着收获了。所以，那些平时有准备，身体健康的人就活得从容不迫。反观那些有压力，被压迫，被强迫的人，一般到秋天是惶惶不可终日，甚至会有一种悲悲切切的感觉。

什么叫"悲"？悲是一种分离时的心情。我们经常说"悲欢离合"，其实悲是离，欢是合。在秋天，不健康的人一方面表现为悲：树叶纷纷落下，自个儿却没有收成、没有结果，这叫"悲"；另外一种就是：春天没生，夏天没长，一到秋天，人就愁得慌。我们看"愁"字怎么写?

梁冬：上面一个"秋"，下面是一个"心"字。

徐文兵：这说的就是秋天的那种心情。为什么会愁？错过了播种的季节，错过了夏天生长的季节，到了秋天，明知不可为而为之。要知道你错过了农时，就是下再大的工夫，你也锄地，也耙地，你也浇水，但天时错过了，照样没有收成。如果你明知自己错过了天时还在那儿努力地工作，那你等来的只有一个结果——愁，拧不过了。

所以，秋三月，健康人的状态是"容平"，而不健康的人的状态是"愁悲"。

◀ "何字合成愁，离人心上秋"。

◀ 如果你明知自己错过了天时还在那儿努力地工作，那你等来的只有一个结果——愁，拧不过了。

2. "天气以急，地气以明"

秋天是一个残酷无情的季节

梁冬：接下来是"天气以急，地气以明，早卧早起，与鸡俱兴"。

徐文兵：春天刮的风给人的感觉是：气是往上蒸腾的，是鼓舞生发的。到了秋天，"秋风扫落叶"，那是一种什么气？肃杀之气。

春天是发情的季节，而秋天是一个残酷无情的季节，是一个杀伐的季节。这个时候的气，给人一种急切的感觉。什么叫"切"？小刀子划脸，或者是切菜、切肉的时候，你能感觉到一股杀气。秋天是"天气以急"。

梁冬：那什么叫"地气以明"呢？

徐文兵：进入秋天以后，太阳渐行渐远了，地上慢慢出现白白的露水，再冷一点，白霜也有了。

梁冬："床前明月光，疑是地上霜。"这时候，大自然看上去给人一种明明白白的感觉。

徐文兵：李白为什么觉得月亮像霜一样呢？因为白晃晃的月光到秋天会给人一种冷的感觉，所以李白才这样怀疑。

▶ 秋天是一个残酷无情的季节，是一个杀伐的季节。

3. "早卧早起，与鸡俱兴"

秋天睡觉要早起早睡

梁冬：跟春夏不一样，到了秋天，我们的睡眠习惯应该改为"早卧早起"。

徐文兵：从秋天开始，特别是秋分过后，日子慢慢变得昼短夜长，这时我们可以早起，但是一定要早睡了。

梁冬：早到什么时候？

徐文兵："与鸡俱兴。"

徐文兵：这个节奏要跟鸡，跟鸟的生活节奏一样。请问鸡什么时候睡觉？

梁冬：坦白地说，现在很多人看到的鸡都在超市里面。

徐文兵：有一种病叫"雀盲症"，什么症状呢？太阳一落山，人的眼睛就跟鸟一样看不见东西了。所以一到太阳落山，鸟儿就早早地归巢，或者是栖在树上不飞了。这个时候你去睡觉，这叫跟鸡、鸟同节奏。

现在医学发现，"雀盲症"跟维生素 A 的缺乏有关。古代中医认为，秋天属金，肝属木，而金克木，所以秋天的气会抑制肝气、肝血的生发。肝开窍于目，所以这时候，你的视力就会有所下降，简单地说就是，秋天的金气克制了我们身体内的肝胆之气，这样就容易出现雀盲症。怎么办呢？炖点羊肝、猪肝补一补，吃上一阵子，眼睛就亮了。

现代医学又发现：羊肝和猪肝里面的维生素 A 含量最高，这就和中医讲的以脏补脏的道理互相得到了印证。

◀ 秋天，特别是秋分过后，我们可以早起，但是一定要早睡了。

◀ 为什么秋天人的视力会有所下降？

119

梁冬：现在鸡、鸟都睡得比较晚，是吧？

徐文兵：现在都市的光污染很严重，很多鸟误以为太阳还没落。为什么"月明星稀，乌鹊南飞"？月亮特别亮的时候，鸟儿感觉天好像还亮着，它还能飞，其实那是假象。

梁冬：话说回来，现在很多人都在做准分子手术，就割那个眼睛，治近视眼，这种手术适合在春天还是在秋天做呢？

徐文兵：首先我反对这种手术。

梁冬：如果是不得不做的话？

徐文兵：不得不做的话，应该是趁着春天去做，因为手术毕竟是在摧残自己的眼睛，所以你要选在眼睛气血比较足的时候去做。

梁冬：春天，眼睛的修复功能比较强。

徐文兵：要是赶在秋天，肃杀之气来了，你再给眼睛划上一刀，那无异于雪上加霜。

梁冬：顺便提醒大家：如果不得不做准分子手术的话呢，最好春天去做。

4."使志安宁"

该收心的时候不收，就会活在恐惧中

徐文兵：有句老话叫"鸡犬不宁"，请问什么叫"鸡犬不宁"？

梁冬：我发现一个现象，属鸡的人跟属狗的人在一起真的会打架。

徐文兵：鸡和犬打架，这样才有生活气息。我们说一个地方有人家，有人家的地方往往都有公鸡打鸣儿，"柴门闻犬吠，风雪夜归人"。鸡和狗都是人类的好伙伴。鸡是报鸣儿，早晨把你叫醒，我们说与鸡俱兴，你可以睡得早，跟鸡一样早睡，但是早晨鸡一打鸣儿你可以起来，闻鸡起舞对吧。

◀ 你可以睡得早，跟鸡一样早睡，但是早晨鸡一打鸣儿你可以起来，闻鸡起舞。

梁冬：话说回来，"鸡犬不宁"中的宁什么意思？

徐文兵：我们经常说安定、安宁、宁静。我曾问过一个人，什么叫"宁"？他说是静的意思。我说静是静，宁是宁。很多人解释"鸡犬不宁"时，就说鸡犬都不安静，鸡飞狗跳的。这是不对的！

古人把女儿回娘家探亲叫什么？叫"归宁"。你看，"宁"的繁体字"寧"上面是个"宀"头，中间是一个"心"字，底下还有个"皿"字，代表饭碗，最下面还有个"丁"字，意味着人丁兴旺，"寧"代表了我们中国人的大团圆思想。你有房子，然后，你的心神收回来了，有饭吃，家里有孩子，这种回归的状态叫"宁"。

◀ 你有房子，然后，你的心神收回来了，有饭吃，家里有孩子，这种回归的状态叫"宁"。

所以，"鸡犬不宁"是鸡不回窝、狗不回窝的意思。地震前的预兆都是鸡不进窝，往树上蹦；狗也不回窝，老在那儿叫。它们出于天赋的一种本能，预测到会有灾难来，所以都不回窝，这叫"鸡犬不宁"。

现在，很多人一到晚上，就从这个酒吧挪到那个酒吧，就是不回家，这就是"不宁"的状态，从"鸡犬不宁"过渡到了人不宁。

梁冬："与鸡俱兴"后就是"使志安宁"，这句话说得好。

徐文兵："使志安宁"的意思是什么？让自己在春天生的、夏天没有压抑的那个志在秋天收一收，因为秋天是一个收敛锋芒的季节。如何做到这一点呢？你首先要安，"安"是什么？"安"是一种风水堪舆的说法，三面环山，一面有出口，易守难攻，这样的地方叫"安"。

梁冬：比如说西安、长安、临安、淮安。

徐文兵：所谓"志"是我们的心神，不是心脏。心脏在胸腔里面，肯定不会跑出来的。但我们的心神，也就是我们的志向是可以跑出来的。跑出来的时候，你不收的话，当秋天的肃杀之气来临之际，心神就会受到伤害，你就会产生莫名的恐、惧、怕这种不良的心理。可如果你知道收敛锋芒，收收自己的心神，就会心安而不惧。

另外，"宁"就是说让心神回归到身体里。我在前面讲了，夏天是示爱的季节，"若有爱在外"，你要把那份感情流露出来。而到秋风一起、肃杀之气盛行的时候，你就该收心了，不表达爱了，要开始回归了，这就叫"使志安宁"。

梁冬：这样看来，秋天不是一个谈恋爱的好季节。

徐文兵：除非你体内的阳气特别旺。我们讲的是常态，你看一到秋天，古代的很多文人骚客写的词全是悲凉、凄切

▶ "鸡犬不宁"是鸡不回窝、狗不回窝的意思。

▶ 到秋天了，不要锋芒毕露，这是收敛自己"志"的时候。

▶ "志"是我们的心神，不是心脏。

▶ 在秋风肃杀之气盛行的时候，你就该收心，不表达爱了。

的，比如"无边落木萧萧下"，"对潇潇暮雨洒江天，一番洗清秋。渐霜风凄紧，关河冷落，残照当楼"写的都是悲秋的心情，这是那些文弱的书生写出来的词。再比如说辛弃疾，他一辈子也想收复河山、恢复家园，但他与大势不匹配，自己徒有其心。你看他写的"少年不识愁滋味……为赋新词强说愁"，如今把愁的滋味识遍了，"欲说还休，却道天凉好个秋"，已经没有心思再说愁了，你说这种心态多么无奈。

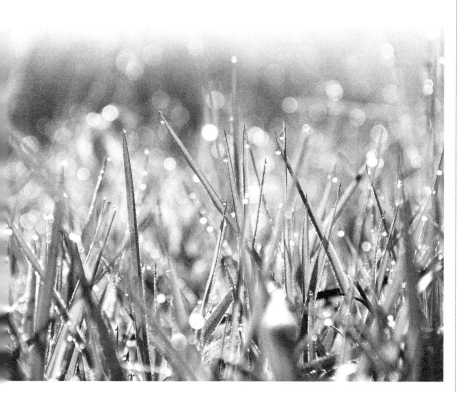

◀ 秋天想谈恋爱，除非你的阳气特别旺。

白露

9月7日前后，天气转凉，早晨草木上有了露水。此时切忌锋芒毕露。

徐文兵：毛泽东就不一样，在秋天的橘子洲头，他"看万山红遍，层林尽染；漫江碧透，百舸争流。鹰击长空，鱼翔浅底，万类霜天竞自由。"那种肃杀之气对他根本没有一点影响，他照样是"霜叶红于二月花"。别的文人骚客看见落叶，产生的是悲切感，而他看到的是激烈澎湃。

别说秋天了，就是在冬天"山舞银蛇，原驰蜡象"时，毛泽东也看到了一派生机，"数风流人物，还看今朝"。

所以，人不能与人相比，咱是一个普通人，到了秋天就收收吧、歇歇吧。

梁冬：真是！以前学这个中学语文的时候都没有真的理解这些东西，好可惜。

徐文兵：老鹰和鸡不一样，如果你把心神收回来保护好的话，就能避免被自然界这种风刀霜剑的伤害。

▶ 人不能与人相比，咱是一个普通人，到了秋天就收收吧、歇歇吧。

5. "以缓秋刑，收敛神气"

秋天心头的情绪、情感要往回收

梁冬："使志安宁"后，接着是"以缓秋刑，收敛神气"。

徐文兵：从古到今，我们中国人都按照道家主张的顺应自然的思想来生活，所以，春天不是杀戮的时候，秋天才是行刑杀戮的季节。

梁冬：秋后问斩嘛！

徐文兵：一般来说，出去打猎都是在秋天，像清朝的官员们都是到承德的木兰围场去打猎，相当于现在的军事演习，要做给蒙古的王公们看。秋天属金，正是动刀、动兵的季节，所以狩猎相当于是缓和了秋天的杀伐之气对你的伤害。

梁冬："收敛神气"的意思就是说，你要把神气收敛回来。

徐文兵：我们说春天要养生，夏天要养长，秋天是养收。"养收"首先要收获你在春天和夏天生发、辛勤工作的成果，这叫"收"。另外，就是要把自己放散、发泄在外面的阳气和能量收回来。此外，还要把自己的心神、心思也收回来，收敛神气。不过，神是神，气是气，两者是不一样的。

梁冬：那什么是"神"？什么是"气"？

徐文兵："神"是"气"的最高境界。比如说一桶汽油，汽油本身是精，把它点着了，发出来的热和光是它的气。而点着后产生的那种漂亮的火焰，最顶端、最热烈的部分，我们可能叫它为"神"。

立秋以后，要做的第一件事就是贴秋膘。

◀ 春天不是杀戮的时候，秋天才是。

◀ 秋天狩猎相当于是缓和了秋天的杀伐之气对你的伤害。

◀ 秋天要干的事：1.收获在春天、夏天生发、辛勤工作的成果；2.把自己发泄在外面的阳气和能量收回来；3.把自己的心神、心思也收回来。

125

秋分 9月22或23日，气温逐日下降，天气肃杀，请不要发泄自己的能量，以免惹祸上身。

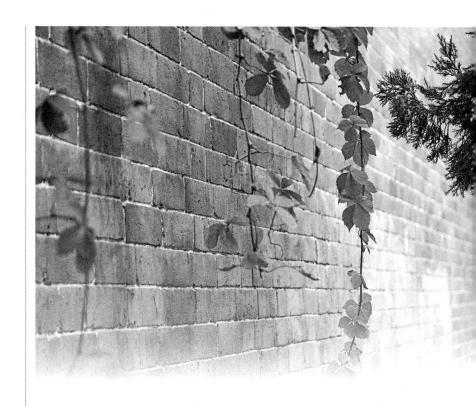

▶ 汽油燃烧后发出的光和热叫"气"，燃烧时最顶端、最热烈魅惑的部分叫"神"。

　　作为一个人，我们有肉身，这是我们的精；我们去动作，去运化，这是我们的气；最后诞生了我们的思想、情绪和情感，那是我们的"神"。一到秋天，神和气都要收一收。

6. 秋天是增加皮下脂肪含量的季节

徐文兵：立秋以后，我们要做的第一件事就是贴秋膘。

梁冬：广东话叫秋风起吃腊味……

徐文兵：夏天的时候，我们一般没什么胃口，为什么？因为体内的阳气都发散在体表，所以我们容易出汗，胃肠也相对虚冷，再加上天气潮湿、闷热，所以我们吃什么东西都没胃口。等到立秋以后，人体内的阳气就开始回缩、回敛，肠胃开始慢慢变得温热，就觉得在苦夏、疰夏时没有食欲的状态突然结束了，而且想吃点儿肉了。所以在立秋那天，北京人很讲究"贴秋膘"。

梁冬："膘"是不是身上的肥油啊？

徐文兵：我们平时说马膘肥体壮的，但不能说人全身是膘，是吧！

梁冬：那"膘"是什么意思？

徐文兵："膘"是一个"月"字边儿，加一个"票"字。人的皮下脂肪不能叫"膘"，应该叫皮肤的"肤"。"皮"和"肤"不一样，我们经常说肤如凝脂，"凝脂"是凝固的油。如果你没见过凝脂，那你炖猪肉的时候，上面那层凝固了的，又白、又亮，又细腻、又滑润的就是凝脂。

我们形容美女皮肤好，其实皮好和肤好是两回事儿，皮是表皮，肤是指皮下的脂肪。

梁冬：所以说男女之间有了肌肤之亲，绝对不是零距离，那是负距离。

◀ 立秋以后，要做的第一件事就是贴秋膘。

◀ "皮"是表皮，"肤"是人的皮下脂肪。

▶ "朋"是勾肩搭背、摩肩接踵，有肌肤之亲的人；有共同志向、朝一个方向走的叫"友"。

徐文兵：皮之亲、肤之亲和肌之亲、骨之亲，都不一样，所以肌肤之亲又有两个字，叫"朋友"。我经常问别人说："他是你的朋还是你的友？"孔子说："有朋自远方来，不亦乐乎？"却没说"有友自远方来，不亦乐乎"。

"朋"是什么意思？是两个"月"字组合在一起，"月"是啥意思？

梁冬：肉嘛。

徐文兵：肉挨肉。所以"朋"就是小时候的同学，中学时候的同学，经常你打我，我打你。在一块儿厮混，勾肩搭背、摩肩接踵，有肌肤之亲的人，说明关系非常亲密。

那"友"是什么？有共同志向、朝一个方向走的叫"友"。一个发小突然从远方回来了，这叫"不亦乐乎"。我们有共同志向，可以正襟危坐、谈经论道的，那叫"友"。

所以，以后有人介绍自个女朋友的时候，要介绍这是你的"女朋"还是"女友"？"女朋"是指有了肌肤之亲的人。人跟人有了肌肤的接触以后，对他的心灵、思想都会产生一种很深的触动。现在，有些医生在治疗一些人的心理疾病时，突然发现这个人从小就缺乏拥抱。

我们老想通过谈话来解决人的心理问题，殊不知他身上的很多心理问题都来源于他的生理问题，包括来源于他的肌肤问题。

梁冬：人与人之间抱抱很重要。

徐文兵：发自内心的拥抱很重要。

梁冬：抱一抱十年少。

▶ 人与人之间发自内心的拥抱很重要。

徐文兵：古代的按摩、推拿，这是有肌肤之亲的，所以很多按摩科的医生容易出问题。

梁冬：为什么？

徐文兵：他跟他的患者有肌肤之亲，有一种无言的交流，很容易漩到另一个漩涡里头。所以我们医生在给异性治病的时候，必须边上有护士陪同，有第三者在场，这样就可以避免医生或者患者产生任何其他的邪念。

梁冬：很多女青年忙着减肥，殊不知最后落下了皱纹，因为没有那层弹性皮下脂肪的支撑了。

徐文兵：最后变成了鸡皮鹤发。什么叫"鸡皮鹤发"？是"有皮无肤"，她的皮很松，一提溜儿就抓起来了，这种人因为皮下没有脂肪，所以特别容易长皱纹。现在很多人喜欢做美容，包括做拉皮手术等，脸上的皮肤整得很光滑，但唯一掩饰不住衰老的就是脖子上的皱纹，那种下坠感，沟沟壑壑一出来，就是典型的"有皮无肤"。

我治疗过几个病人，她们光顾着节食减肥，最后闹得皮下脂肪消磨掉了很多，都没有了脂肪那层"保温层"。这些女孩子，在坐公共汽车的时候还得带个棉垫，否则一屁股坐在塑料板凳上就会肚子疼。

我们说健康人叫"丰乳肥臀"——乳房里面、肥臀底下都是脂肪组织，都是储存能量、精血的"预备队"，你把这些东西都减掉了，结果寒气直接穿皮，入肌，入骨，最后到髓，把你凉得够呛。

现在的新地铁还不错，底下有个暖气设备，冬天坐的时候，椅子是暖的。

梁冬：飕飕冒暖风。

徐文兵：现代人很多开车，有些车设备挺好，坐垫是电加热的。如果大冬天特别冷的时候，你进到冷车里往那儿一坐，生生是热屁股贴着冷座椅，很冷的。所以这种小细节在生活中很重要。不少人说商场上细节决定成败，我觉得养生

◀ 很多人喜欢做美容，脸上的皮肤整得很光滑，但唯一掩饰不住衰老的就是脖子上的皱纹，那种下坠感，沟沟壑壑，就是典型的"有皮无肤"。

保健很多也是细节决定成败。

梁冬：都说"十男九痔"，这跟着凉有关系吗？

徐文兵：没有。痔是因为瘀血造成的，你看，"痔"里面是个寺庙的"寺"字，就是停顿、停止的意思。痔疮跟肝的关系特别密切，肝是主疏泄的，是推动血管里面的血运行的器官。很多人体内的肝血有郁结的毛病，而痔疮主要跟血液循环有关，所以在肛门附近会产生痔疮。我以前给大家讲过"撮谷道"，就是提肛的方法，这对预防和治疗痔疮的效果非常好。

另外，患有痔疮的人最忌讳喝酒、吃辣的，一吃就犯，而且非常痛苦，如坐针毡。

▶"痔"里面是个寺庙的"寺"字，就是停顿、停止的意思。痔疮跟肝的关系特别密切，是因为瘀血造成的。而"撮谷道"——提肛，对预防和治疗痔疮的效果非常好。

寒露 10月8日或9日，气温更低，渐有寒意，人心中凄凉之感时起时伏。此时，避寒、收心、静心尤为要紧。

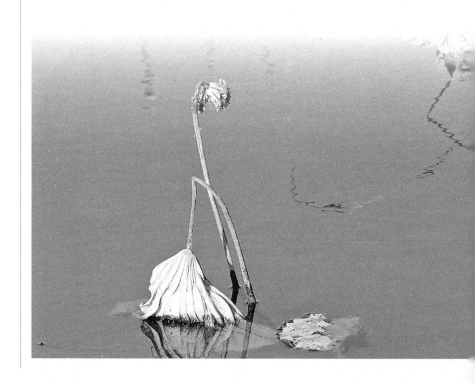

7. "使秋气平，无外其志，使肺气清，此秋气之应，养收之道也；逆之则伤肺"

拳头收回来，打出去才更有力量

梁冬："收敛神气"之后是"使秋气平，无外其志，使肺气清"。

徐文兵：我们说人在春天要"披发缓形，以使志生"，是要自由散漫的，而到秋天，则要拘谨收敛。

比如很多人喜欢穿紧身衣，但夏天太热，我们不至于穿；到了秋天，我们就可以穿紧身衣来紧紧身子，收敛一下自己；另外，在秋天肃杀之气很重的情况下，我们就不要向外去表露自己的心愿和志向了。

梁冬：这就是"无外其志"的意思。

徐文兵：我们说春天养肝，夏天养心，秋天是养肺的季节。说到肺，我们很自然地就会想到呼吸，那"呼"和"吸"，它们中间哪个对应的是收？

梁冬：应该是吸。吸是收，吸气嘛！

徐文兵：所以，我们可以趁着秋天"天气以急"的这个劲儿，做做深吸气，来清清肺里面的浊痰、粘液，让肺气通过呼吸、吐纳变得更加清，更加净。

梁冬：接下来是"此秋气之应，养收之道也"，这句话怎么解释？

徐文兵：你看我们到秋天要应秋，春天要应春，夏天要

> ◀ 到了秋天，可以穿紧身衣来紧紧身子，收敛一下自己；另外，秋天肃杀之气很重，就不要向外去表露自己的心愿和志向了。

应夏。这么做的话，我们应了气的变化规律，能获得秋天的能量，这就是养收之道。

梁冬：养和收还不一样。

徐文兵：什么叫"养"？道家叫贵生，认为生命最为宝贵，所以我们要精心地伺候它，养护它。但很多人是在生，在发，在长，却不知道收，不知道急流勇退。直到最后"咔嚓"一声死掉了才结束。生命是有节奏、有节律的。你要是掌握好了这种起伏规律的话，你的生命就会走得更远。

而且，我们做人或者做事都应该有一个收的阶段，你把拳头收回来以后，你打出去就会更有力量。这绝对不是消极、退让，而是一种大智慧。

梁冬："养收之道，逆之则伤肺。"

徐文兵：你在夏天要不这么做的话，就会伤心；秋天不这么做的话，就会伤肺。

▶ 很多人是在生，在发，在长，却不知道收，不知道急流勇退。直到最后"咔嚓"一声死掉了才结束。

▶ 做人或者做事都应该有一个收的阶段，把拳头收回来以后，打出去才更有力量。

▶ 秋天不学会"收"，就会伤肺。

8. "冬为飧 (sūn) 泄，奉藏 (cáng) 者少"

秋天不学会收，冬天精气神就会漏

梁冬：接下来是"冬为飧 (sūn) 泄，奉藏 (cáng) 者少"。"飧"字有点意思。

徐文兵："飧"就是说到了冬天会拉肚子，收不住了。冬天是闭藏、养肾的时候，肺又是肾的"妈妈"，因为金生水嘛。所以，如果你在秋天没打好基础，冬天你就会漏精、漏气、漏神。

梁冬：其实，我一直都不是很理解，什么叫做"金生水"？

徐文兵：关于"金生水"，古人讲的是"无中生有"，你看，他们炼丹服食的时候喝什么水？

古代人对水是很有研究的，很讲究。我们现代人只是化验、分析水里面含有什么物质，古代人却还要关心水里面的"气"是带着什么样能量的。

梁冬：信息。

徐文兵：对，信息和能量。有个故事叫"王安石三难苏学士"，其中的"一难"，就是让他从三峡过来的时候，带一瓶中峡的水用来泡茶。"君住长江头，我住长江尾，日日思君不见君，同饮一江水"。从这个简单的唯物主义理论来看，同一条江里的水是没什么区别的。但古代人除了观察到物质本身以外，还观察到了水背后所蕴含的能量。上峡、中峡、下峡三处峡谷的宽窄不一样，水流的湍急程度也不一样。王安石让苏学士取中峡的水，结果他光顾着看美景，一时间忘记

◀ 秋天没打好基础，冬天人就会漏精、漏气、漏神。

◀ 现代人只是化验、分析水里面含有什么物质，古代人却还要关心水里面的"气"是带着什么样能量的。

133

▶ 茶 道:1.古人泡茶的时候是用阳水——天上的水,比如用雨水、雪水煮沸后来冲泡。2.地下水带有阴寒之气,重浊之气比较重,用来炖一些滋补阴液的药非常合适,但泡茶就不行。

▶ 东阿有一口古井,里面的水特别阴,特别"重",盛一杯这样的水,上面放一枚硬币都能浮起来。

▶ 中水,也叫露水,上不着天、下不着地,是"金生水"的一个典型表现。

了,等他想起这事的时候已经到了下峡地段,于是就地打了一瓶水给送了过去。

王安石是喝茶高手,拿水一冲茶,就说这水不对,是下峡的水。为什么?因为气不一样。所以,古代人对水的研究很深。天上的水有它独特的气,具体说来就是阳气比较足。

徐文兵:因为茶性质阴寒,所以古代人泡茶的时候是用阳水,也就是天上的水,比如用雨水、雪水煮沸后来冲泡。古代还没有空气污染一说,所以天上的水比较干净,可以用来泡茶。《红楼梦》里面也说用从梅花上扫下来的雪化成水,煮开了去泡茶,那就更讲究了。

相反的地下水,比方说井水,用现在的话来说,就是矿物质含量比较高。中医认为地下水带有阴寒之气,重浊之气比较重。这种水用来炖一些滋补阴液的药非常合适,但是用来泡茶就不行,这样就是阴上加阴。有人就说:"我把水煮开了,不都一样吗?"那只是温度上发生了变化,水里面的气依然没变。所以,你看炖阿胶用的是什么水?

阿胶是一味非常好的滋补阴血的药,而阿胶之所以能炼成是因为东阿有一口古井。这口古井里的水特别阴,特别"重",你盛一杯这样的水,上面放一枚硬币,它都能浮起来。中医认为阴气特别重的水,用它来炖驴皮,炖出来的胶效果最好。所以取阳性的水,还是取阴性的水,效果都不一样。

古人喝水不像我们现代人那样傻喝。刚刚我也说了,阳水指的是天水,而阴水指的是地下水。那么中水也就是上不着天、下不着地的水,请问是什么水?

梁冬:露水。

徐文兵:你看北海公园有个琼岛,岛上有根汉白玉的柱子,上面站一个铜人,双手托起一个铜盘。干啥呢?承露。

今天晚上，我们把这个"人"搬出去，它是金属制的。第二天早上过来一看，盘子里面晶莹透亮的一盘水。无中生有，哪来的？我们现在的理解就是金属的导热性比较好，凝聚在空气中的水蒸气遇冷后凝结成了露水，就存放在盘里。而古人的解释就是"无"中生个了"有"，这是金生水的由来。

梁冬：那肺对于身体里的水有没有帮助呢？

徐文兵：有。举个简单的例子，当你眼睛特别干燥的时候，除了滴眼药水、闭眼睛外，怎么才能让眼睛湿润起来呢？深吸一口气，打一个哈欠，然后泪液就出来了，眼睛马上就湿润了。

是什么推动这种津液产生的呢？肺气。再举个例子，我们家里都有茶壶吧？茶壶盖上都有个窟窿，那是干啥用的？

梁冬：漏气的？

徐文兵：你把那个窟窿堵住，水就倒不出来了。

梁冬：因为气压的问题。

徐文兵：负压的问题。茶壶上的窟窿一打开，空气进去，水就出来了。人体的津液是分散、滋润到身体各个器官的，当你吸进去空气，这就给体内的水液输送提供了一个动力，相当于金生水。所以，中医治疗里有一个方法叫"提壶揭盖"，就是说这个人尿不出来怎么办？中医不是帮他去治肾，而是用一些宣发肺气的药，让这个人能够从浅表呼吸自然恢复到深呼吸，之后他体内的水液自然就排出来了。这就好像把茶壶盖打开，让壶里面的茶水倒出来一样。

梁冬：谁说中国人不懂科学！

徐文兵：我们不但懂科学，还懂哲学，还懂玄学。

秋天既然是收敛的季节，又跟肺是相对应的。那我们在秋天的饮食应该以什么味道为主呢？

◀ 眼睛特别干燥的时候，除了滴眼药水、闭眼睛外，深吸一口气，打一个哈欠，眼睛马上就湿润了。

◀ 中国人不但懂科学，还懂哲学，还懂玄学。

梁冬：如果是收敛的话，应该以酸为主。

徐文兵：我说了春天要多吃辛散的食物，因为要鼓励自己"冒泡"，要发芽，要出头；而夏天，是激烈、奔放的季节，会不停地流汗，所以我们要适当补充体内的盐分；到了秋天，水果成熟了，而且大多是以酸味、甜味为主，我们不要放过；还有，一年四季我们都应该吃甜。

本来秋天有一阵是秋高气爽的，但爽过头了就变成了"燥"。燥气是很伤人的，很多人一到这会就觉得皮干（不是"肤干"）、鼻子干，还有些人眼睛干，都是"燥"惹的祸。不过，自然界是公平的，所谓"一物降一物"，既然有燥气，自然就有克制它的东西比如水果出现。所以到秋天，我们要多吃水果。那既滋阴，又润燥的水果是什么？梨。

梁冬：梨是白色的，正好对应"秋白"。

徐文兵：你如果出现了种种"燥"的症状，那就去吃一些水果。我上次说到了大家要少吃水果，其实我不是不让大家吃，而是不让大家吃不合时令的，也就是反季节的水果。

不要在春天里去吃一些酸不溜秋的水果，把自己给收敛住，除非你肝火太旺。到了秋天，你反而要拮酸吃醋，因为要生津润燥。

有一个成语叫"望梅止渴"。本来渴得不行了，我们说喝杯水吧，但是很多人喝完水照样渴，为什么？因为他不能将喝进去的水转化成自己的体液。可是，如果有人说那前面有一片梅林，树上结了很多梅子，大家就口里一酸，唾液出来了。生了津就润了燥，这是秋天的饮食规律。

徐文兵：其实，秋天还是一个非常好的长头发的季节。

梁冬：此话怎讲？

徐文兵：你看啊，所有的动物一到春天、夏天都脱毛，

▶ 秋天，水果成熟了，这些酸味、甜味，我们不要放过。

▶ 秋高气爽很舒服，但爽过头了就变成了伤人的"燥"，让人皮干、鼻子干，眼睛干。

▶ 所谓"一物降一物"，秋天有燥气，拮酸吃醋就可以生津润燥。

▶ 一定要少吃不合时令的反季节的水果。

因为天气热了嘛。有个成语叫"明察秋毫",还有一个成语叫"秋毫无犯",什么叫"秋毫"?

梁冬：就是动物在秋天长出来的小绒毛。

徐文兵：任何动物,包括人,知道天气要转冷了,立秋一过,身上就开始长出细细的绒毛。秋逐渐地深了,冬天来了,毛发就变得很粗、很壮,主要是用来保暖。

如果你不长头发,老掉头发,那进入秋天后就要多吃点酸的东西,然后再补充其他的营养,头发就没问题了,所以,秋天是一个非常好的促进毛发生长的季节。

另外,秋天也会有点小生机出现,就是我说的长膘,也是保暖用的。这其实是把神气收到体内,开始关注自己了。进入冬天后,我们更是要"若伏若匿,若有私意",好好照顾自己了。

那在秋天,让自己长头发的最佳食材是什么呢?山药。

梁冬：为什么?应该是酸的东西才对呀。

徐文兵：你去嚼一嚼山药,看它是不是酸的?很多人说山药是补肾的,其实它是最好的补肺食材,白色。那要怎么吃?连皮儿吃,而且要带须吃。

梁冬：为什么?

徐文兵：这运用的是取类比象法。比方说,我们认为核桃长得像人的脑子,多吃就能补脑子。山药带着皮和须吃,就对你的头发有好处。

梁冬：事实上也的确是这样!所以,我们不得不承认中国人在很早以前就明白了"宇宙全息投影"这个概念。

梁冬：除了饮食外,《淮南子》里面说在秋天,我们应该穿白色的衣服,这是对的吗?

徐文兵：可以呀!春天穿青的、绿的、蓝的,夏天穿红

▷ 秋天是一个非常好的促进毛发生长的季节。如果你不长头发,老掉头发,多吃点酸的东西,然后再补充其他的营养。

▷ 让自己长头发的最佳食材是山药。它是最好的补肺食材。吃的时候要连皮儿吃,而且要带须吃。

的，秋天穿白的，冬天穿黑的。

梁冬：我看《淮南子》的时候，里面说古代君主的着服叫"礼"。而且这"礼"还包括你如何配合天气的变化来进行服饰的搭配。

徐文兵：之所以叫"礼"，是因为他敬畏自然，这才设计一套礼仪制度去祭祀，去崇拜。但是现在的人都无礼，原因是什么？无畏。什么都不相信，老子天下第一。因为无知而无畏，最后就变成无礼了。

梁冬：反过来推，从无礼，我们也可以看出一个人的无知和无畏。我接触了很多老先生，我发现越是学问大的就越有礼，因为他越有知了。

徐文兵：我现在四十多岁了，看病是越来越谨慎，越来越小心了。这就跟开车一样，刚学会开车那会儿是愣头青，开车又生又猛。前面不能有车，有车就要超。有的司机开车的时间越长，越开越谨慎。因为他逐渐知道了很多东西。越不知道的时候，他越敢闯。包括我看病，我看过很多妇科病人，我一问对方例假，结果例假该来了却还没来，有些人就说："你给我扎针吧"、"你给我开点什么药吧"。我说等一等，为什么？我怕她怀孕了。如果对方怀孕了，你却给人扎针，还用活血化瘀药，把胎儿打下来了怎么办？

病人说扎，我不扎，我说去查尿。一查没怀孕，我说查血。因为号脉感觉是怀孕的象，你要验证它，你不能说我感觉到你怀孕了，你还得有客观指标，一查血，怀孕了。这么谨慎，就保住了好几个孩子。

《红楼梦》里面的尤二姐怀孕了，请了一个胡庸医来滥用虎狼药，生生把尤二姐怀的男孩子给打下来了。

梁冬：无量寿佛。

徐文兵：现在孩子长大了，家长带来一看，我说："幸亏当年没扎你。"所以当你有知、有畏的时候，你处事就会越来越小心。现在有很多网友会在我的博客上留言，上来就说"我有 ×× 症状，要怎么诊断，徐大夫你给我开点药吧。"我心说这种情况下，我还真不敢开。越到我这年龄，处事就越小心了，归根究底是阳气衰了。

梁冬：这就是从礼开始讲起。

徐文兵：嗯，讲礼了。

◀ 当你有知、有畏的时候，你处事就会越来越小心。

9. 积蓄能量是最好的"较劲"

徐文兵：在秋三月时，对自己心理上的养护我们要注意两个字：一是悲，一是愁。比如，当我们看到落叶萧萧，天地分离，太阳渐行渐远，地气也开始回落了，心里就有一种分离的感觉。很多人到这时就会莫名其妙，而且是发自内心地产生一种悲凉的感觉，有些人甚至会忍不住要哭。

大学的时候，我有个师姐很会写诗，很敏感。她很有意思，每当到了秋天，或者每到看夕阳西下的时候（夕阳西下是肺，东方是肝，南方是心。）

夕阳西下是一天中的秋天。

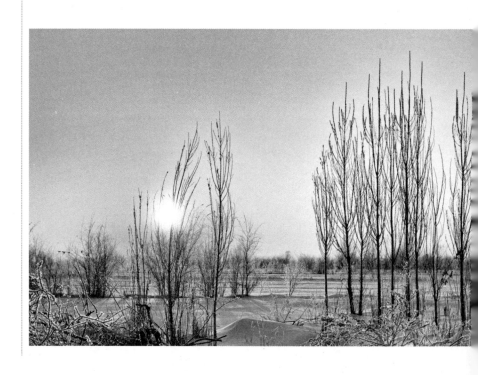

梁冬：夕阳西下是一天中的秋天嘛。

徐文兵：她一到看夕阳西下的时候就要流泪。然后呢，吃碗热面条就好了。

梁冬：为什么呢？

徐文兵：这就是一种心理和生理的对应过程。秋天肃杀之气来的时候，因为她很敏感，所以容易陷入悲的情绪当中。而面条是热性的，小麦有麦芒，它是应春天的季节规律而生的。《伤寒论》里有一句话叫"妇人脏躁，喜悲伤欲哭，象如神灵所作。"没有任何原因，没人招你，"我哪句话说错了？没有啊。"她就在那儿哭了，我们说这叫"脏躁"。用什么方子调治比较好呢？甘麦大枣汤。

你看，甘草是甜的，小麦是补肝气的，还有大枣是补脾气的。所以，用了这些类似于一种安慰剂的药——甜甜的，甜丝丝的，几乎不是药的药，就能缓解人这种骚动不宁的感觉，缓解她这种悲凉情绪。还有很多女孩子在哭的时候，是要吃块巧克力的，其实巧克力能治失恋。所以到了秋天，人的这种悲凉情绪，应该稍微用一点热性的、甜的和温补肝气的药去平和一下，别让金克木克得太厉害。另外那个"愁"呢，明知不可为而为之的话，到秋天就要学会放弃了，别较劲了。你既然误了这拍了，那就等下一拍吧。与其接着较劲，不如撤回去积蓄能量。

梁冬：在之前，我们分别谈到了春三月、夏三月、秋三月，接下来我们应该谈"冬三月"了。关于之前我们谈到的春、夏、秋这三个季节的话题，徐老师有没有需要补充和大家分享的？

◀ 到秋天就要学会放弃了，别较劲了。你既然误了这拍了，那就等下一拍吧。与其接着较劲，不如撤回去积蓄能量。

小麦是补肝气的，它有麦芒，是应春天的季节规律而生。当悲凉情绪生发的时候，吃碗小麦做的热面条就好了。

▶"愉"是性高潮的一种描述。谈得很尽兴，很动心，很动神，叫"悦"！

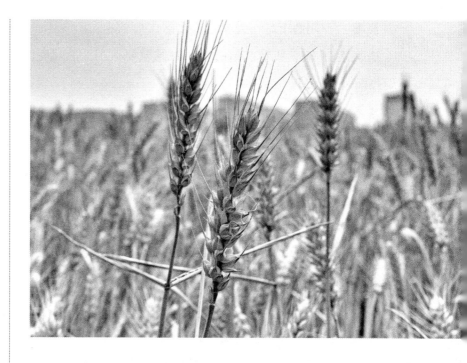

徐文兵：我们先回答一下听众朋友提出的问题。有一个朋友挺逗，说："徐老师，你跟梁冬做节目谈得挺'愉'的吧？"给我气坏了，我说我反复解释"愉"是性高潮的一种描述，两个人如果谈得 high 了，谈得很尽兴，很动心，很动神，有一个汉字来表示！

梁冬：是哪个字？

徐文兵："悦"！

梁冬：那是因为旁边是"兑"字吗？

徐文兵：按卦象来讲，"兑"主口舌，所以，说话的"说"是"讠"字旁加一个"兑"字。阅读的"阅"是"门"字里边加一个"兑"字。通过说话把人说高兴了，通心了。你看，"悦"字是一个"兑"字旁边一个"忄"。我们现在都乱用古汉字，经常说"赏心悦目"，其实"悦目"另有一个词，比如说，你看东西看得着迷了，高兴了，那个字叫"怿"。

我们经常说"取悦别人"，那什么叫"取悦别人"？

梁冬：就是通过说话把对方哄得高高兴兴的？

徐文兵：再比如说"女为悦己者容"，女人喜欢那些人，得啵得得啵得，老围着自己转，夸自己，说一些自己喜欢听的好话，所以女人容易被语言打动。还有说相声的人都是什么？是通过说话取悦别人的人。我们两个说话，谈高兴了，让观众也感染了，这叫悦！还有一个问题，所谓早起晚睡，或者晚起早睡，一定是以当地时间为准。

梁冬：什么意思？

徐文兵：我们说十一点以前要睡觉，这是北京时间，是东八区的标准时间。

所以，标准的北京时间是东经120°的时间。东经120°穿过的城市有杭州、福州等，东经120°再往东的地方，时间就比北京时间早，天亮得比北京早，天黑得也比北京早。这些人就应该在北京时间11点以前睡觉。

东经120°再往西的地方，时间要比北京时间晚。比如说，北京处在东经116°，比标准的北京时间要晚上十五六分钟。

梁冬：北京的当地时间要比标准的北京时间晚十五六分钟？

徐文兵：所以，住在北京的朋友可以在11点10分左右睡觉。

梁冬：偷那么10分钟时间。

徐文兵：而像西安、重庆、成都、乌鲁木齐，这些地方的时间基本上要比北京时间晚两个小时，所以，当地的居民

◀ 早起晚睡，或者晚起早睡，一定要以当地时间而不是北京为准。

143

差不多是在听完咱们的节目就可以去睡觉了。大家无论是在计算自己的生辰，还是定自己的作息时间，一定要以当地的时间为准。你算一下你所处的地方的经度跟东经120°之间差多少？差不多一个经度是4分钟。

所以，你说"我是几点几分生的"。我经常还要问上一句

▶ 无论是计算自己的生辰，还是定作息时间，一定要以当地的时间为准。你算一下你所处的地方的经度跟东经120度之间差多少？差不多一个经度是4分钟。

霜降 10月23日或24日，天气渐冷、开始降霜，这会，很多事情明知不可为而为之的话，会非常伤身。所以，到秋天千万别跟自己较劲，应该学会积蓄能量。

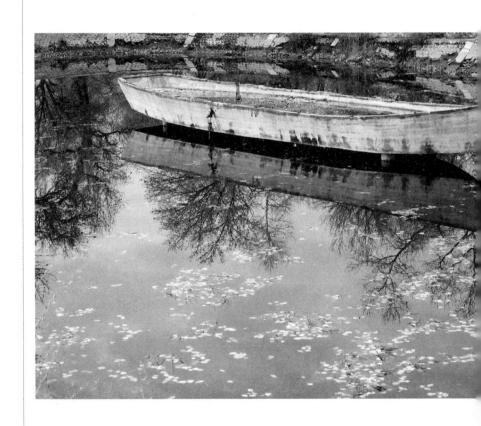

"你出生在哪儿？"一般来说，我们要做个加减。

很多人说自己算命，算八字，说我生在几点几点，实际上您那个时间是北京时间。算八字当然是不科学的。我想说的是如果你真信这个东西，时间应该这么取。通过出生在哪儿，再加减，然后取它当地那个标准时间。

立冬 11月7日或8日，万物收藏，规避寒冷。人同样也应如此，到了严酷的冬天，身体不要暴露在外边；有什么想法和愿望，也不要轻意外露。

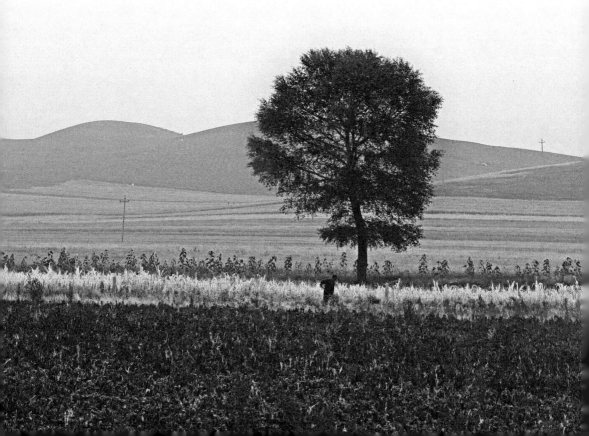

第五章
冬天你会"藏"吗

冬天应该是"藏"的季节，这时应该整理、修复，关爱自己，不要去折腾，不要去张扬，不要去外露了。如果有什么想法和愿望，到了严酷的冬天，也不要露出来了。

到冬天能把自己的心神"藏"起来，这都是本事，千万不要以为这些自然而然就能做到。

你拼命工作，拼命奋斗，最后是不是要享受应有的成果？我们在春天播下去的种子，夏天长了，秋收了，到冬天了，是不是就应该去品尝，去享受这一切？

经文：

冬三月，此谓闭藏，水冰地坼，无扰乎阳；早卧晚起，必待日光，使志若伏若匿；若有私意，若已有得，去寒就温，无泄皮肤，使气亟夺，此冬气之应，养藏之道也；逆之则伤肾，春为痿厥，奉生者少。

1. "冬三月，此谓闭藏"

在冬天，身体和愿望都不要轻易暴露在外

梁冬："冬三月，此为闭藏"，请问是什么意思？

徐文兵：一年中，我们经历了春生、夏长、秋收，到了冬天，就该闭藏了。所谓"闭"，从字面的意思讲就是把门窗关起来。夏天为了室内通风，我们要开窗、开门。到了秋天，就要收一点。快入冬了，过去家里都开始干什么？贴窗户纸。

在门窗外边用毛纸沾上浆糊，给它封起来。为什么要这么做？老百姓有句俗话，叫"针尖大的窟窿，斗大的风"。如果不贴窗户纸的话，容易露缝儿。过去不像现在，没有特别严实的塑钢或者是封闭的胶条，都是木窗加块玻璃。冬天西北风吹来的时候，看似不起眼的一个小缝儿、小窟窿，漏进来的风特别大，人就容易受寒，着凉。

一方面是把门窗关起来，另外还要糊起来，完全关闭住。我记得小时候，一到冬天，窗户上都结了特别厚的冰。所以，我们除了封窗户缝儿以外，晚上睡觉的时候还在窗户外挂一个棉帘子，这样屋里就很暖和。这就叫"闭"！把寒闭在外面。

"藏"比"闭"的程度更深一点。"藏"包括几层意思：一是藏自己的身体，身体不要暴露在外边；另外，"藏"自己的意志和心神，就是如果有什么想法和愿望，到了严酷的冬天，轻意不要外露。

梁冬：此为"闭藏"！真乃微言大义，一个字包含的不但有精神方面的，还有身心方面的信息，包括把神藏在里面。

◀ 冬三月有六气：立冬、冬至、小雪、大雪、小寒、大寒。

◀ 阳历的十一月五号就立冬了，三个月以后，到明年的二月的四号、五号就是立春，中间这三个月叫"冬三月"。

◀ "闭"，就是把门窗关起来，把寒闭在外面。

徐文兵：我们经常说神是无形的，无相的，你看不见，摸不着，那它藏在哪儿？中医里有两个穴位，分别叫神封穴、神藏穴。

梁冬：这两个穴位有什么用呢？

徐文兵：这两个穴位就是藏神的地儿，在哪儿？在我们的胸腔正中是胸骨，边上接的是肋骨，两根肋骨之间有条缝隙——肋间隙，肋间隙和胸骨交界处正好是一个小坑。神封穴就在第四、第五肋间隙处，而神藏穴则要再往上一点，第二、第三肋间隙处，它中间围着一个穴——膻中穴。你想，神封、神藏你要扎一针进去，扎深点，扎到你的主动脉弓了。

▶ "藏"包括几层意思：一是身体不要暴露在外边；二是如果有什么想法和愿望，到了严酷的冬天，轻易不要外露。

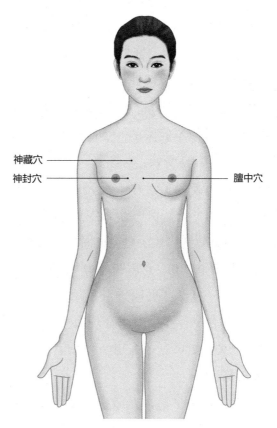

神藏、神封——神栖身的小窝；膻中穴——人体自带的宽心顺气大药。

150

要知道，我们的心脏搏动，往出输血，就是通过主动脉弓分布到全身的。你扎到那儿了，你还要命呢！所以要命就出神儿了。

我们碰到陌生人的时候，如果觉得这个人不安全，会不由自主地把两只手交叉护在胸前，这是一种自我保护，护的就是神封、神藏穴。所以，这两个穴是禁针的，不许扎的。

梁冬：那可以做什么呢？

徐文兵：可以做按揉，比如你碰上啥事，觉得义愤填膺，胸口憋闷得不行的时候，可以捶胸顿足嘛！捶捶打打，把那些骚扰你封藏起来的神的邪气捶打出去。

梁冬：捶胸顿足是我们身体的本能，是身体的大智慧。

徐文兵：大猩猩不高兴的时候，招牌动作就是捶打、击打胸口正中——膻中穴。

◀ 我们觉得不安全时，会不由自主地把两只手交叉护在胸前，这是一种自我保护，护的就是神封、神藏穴。

◀ 你觉得义愤填膺，胸口憋闷得不行的时候，可以捶胸顿足，这是身体的大智慧。

2. "水冰地坼，无扰乎阳"

天寒地冻，别轻易骚扰体内阳气

▶ "冬"是从"终"字引申来的，它是一个象形字，就好像你把一个东西拧干了，把最后那几滴水拧出来就完了。

梁冬：前面我们讲到"冬三月，此为闭藏"，下面是"水冰地坼，无扰乎阳"。

徐文兵：阳历的十一月五号就立冬了，三个月以后，到二月的四号、五号就是立春，中间这三个月叫"冬三月"。冬者，终也，就是剧终、结束、终点的意思。

"冬"是从"终"字引申来的，它是一个象形字，就好像你把一个东西拧干了，把最后那几滴水拧出来就完了。一年从春天开始，夏天到高点，秋天收敛，冬天结束，这是"冬"的涵义。

现在的供暖期一般是十一月十五号，就是入冬以后十天，这也是为了节约能源。其实在立冬后供暖之前的那段日子，我们最容易感冒，因为屋子里特别冷，甚至比外边还冷，特别阴，暖气还没有开。等暖气来了，屋子里暖和一点后，人就不容易感冒了。

梁冬：冬天，北方人比南方人要好过，南方一年到头都没暖气，太可怕了。

▶ 南方的冷是又湿又冷，那种寒气真是往骨头里渗的。

徐文兵：南方的冷是又湿又冷，那种寒气真是往骨头里渗的，而且南方人容易长冻疮。另外，我小时候，冬天差不多零下十度、二十度，再加上那会儿营养条件不是太好，吃的70%是粗粮，所以长冻疮很普遍。

梁冬：长冻疮跟吃粗粮有什么关系呢？

徐文兵：吃粗粮热量不够啊！那会儿供应的油、肉都是定量的。我记得上大学那会儿，食堂的伙食不好，回到家里我跟我妈说："我想喝油。"因为身体里缺少油，所以本能地就想吃这东西。

另外，关于"冬三月"的养生原则，《黄帝内经》说的主要是针对中原地区，它不像东北那么冷，又没有南方阴冷。所以大家可以根据所居住的环境去调整。

梁冬：接下来是"水冰地坼，勿扰乎阳"。

徐文兵：水都结冰了，地都冻裂了。

梁冬："坼"为"裂开"的意思。

徐文兵：在水结冰，地冻裂的时候，你就不要去扰动，或者是搅扰自个身体里那点微不足道的阳气——"无扰乎阳"。

梁冬："水冰地坼"除了说冬天大地的景象以外，也在形容我们身体里的环境。

徐文兵：有道理。你想想，为什么长冻疮的时候，有的人是手上裂开一道口子，有的人却裂在脚后跟上？

脚后跟裂开的那道口子常常不容易愈合，所以我们不得不抹一些油、膏的，有的人在外面还用保鲜膜敷上。为什么？干燥嘛。保鲜膜和塑料布是不透气的，能保存点水分。这就是什么？"水冰地坼"。

梁冬：我们的身体也是一个微缩的大自然。

◀ 在水结冰，地冻裂的时候，你就不要去扰动，或者是搅扰自个身体里那点微不足道的阳气。

◀ 我们的身体也是一个微缩的大自然。

153

3.“早卧晚起，必待日光”

冬天睡觉要早睡晚起

梁冬：接下来是"早卧晚起，必待日光"。

徐文兵：我们说过，夏天要"无厌于日"，不要一味拒绝太阳的温暖。到了冬天，太阳逐渐离我们远去了，再加上人体本身的阳气也不是很足，所以我们不要向外暴露身体，不要泄露自己的那点阳气。那我们要遵循什么样的起居作息规律呢？就当那种懒人，早早睡了，赖床到很晚才起来。

梁冬：什么叫"早卧"？

徐文兵：九点到十一点是我们睡觉的时间，叫"人定"。"奄奄黄昏后，寂寂人定初"，这是古代人给自己设定的睡觉时间。而在秋分和春分的时候十点睡，因为那会儿阴阳各半。到了夏天，你可以十点以后睡，但也别晚过十一点。到了冬天，大概十点前的样子就该睡了。

中医讲九点到十一点是三焦的工作时间，也就是内分泌系统的工作时间。上焦涉及人的甲状腺，中焦涉及人的胰腺，而下焦涉及人的肾上腺。这些都是提供人体最初的热量、能量和动力的腺体。所以，每次碰到患有腺体类疾病的患者时，我就告诉他们："你已经病了，你已经'入冬'了，还是早点睡吧。"我就建议他们要在九点以前就上床睡觉。

梁冬：现在的都市人能在十二点钟睡觉就已经不错了，想想真的是很可悲。

徐文兵：这叫"搂不住火儿"。其实，我们说的秋天收

冬天要当那种懒人，早早睡了，赖床到很晚才起来。

154

敛，冬天闭藏，也是需要身体有这样的能力。我记得有个人说过挺经典的一句话，他说："爱也是一种能力！"

梁冬：对！有些人爱无能嘛！

徐文兵：爱无能就叫"哀"，心有余而力不足。我很爱你，但是我爱不动了，没法替你做点什么，这叫"无能"。所以到秋天，你收自己的心，收自己的气。到冬天你能把自己的心神"藏"起来，这都是本事。千万不要以为这些自然而然就能做到。就像睡觉是一种本事一样，很多人就是睡不着，睡不着就说明他失去了某种功能，而且往往是水克火的这么一种功能。

你心火太旺，老点着火苗，睡不着，就是因为你体内的"水"不足。冬天"闭藏"其实就是为了增强你肾的功能，让它的"水"充盈。很多人过日子就像开车一样，光记得加油，却老忘记刹车。即使有刹车，也得有动力，足够润滑，你才能刹住，但不少人就刹不住车。

梁冬：如何才能做到肾水比较充足呢？

徐文兵：要善于利用天时，冬天其实是老天爷开始眷顾你肾功能的时候。你如果遵循《黄帝内经》的教诲，有意识地去闭、去藏，不去暴露，早睡晚起，那就是在养你的肾。

梁冬：在《易经》里面，有一招叫"飞龙在天"，最后一招是"亢龙有悔"，群龙无首，最后龙又回来了。那这指的是不是阳又回来了？

徐文兵：我们每年都要过端午节，端午节其实是两个日子。"端"指的是阳气萌动的时候，叫发端，开端。"午"是什么？如日中天。到了中午它就是"初九，潜龙勿用"，它到了需要蛰伏、潜藏的时候，这也是生命的一部分。

为什么人一辈子非要一个劲地往前蹿？即使是火箭升天，

◀ 爱也是一种能力！爱无能就叫"哀"，心有余而力不足。我很爱你，但是我爱不动了，没法替你做点什么，这叫"无能"。

◀ 到冬天能把自己的心神"藏"起来，这都是本事。千万不要以为这些自然而然就能做到。

◀ 冬天其实是老天爷开始眷顾你肾功能的时候。

小雪 11月22日或23日，此时阳气上升，阴气下降，是我们整理、修复、关爱自己的时候。

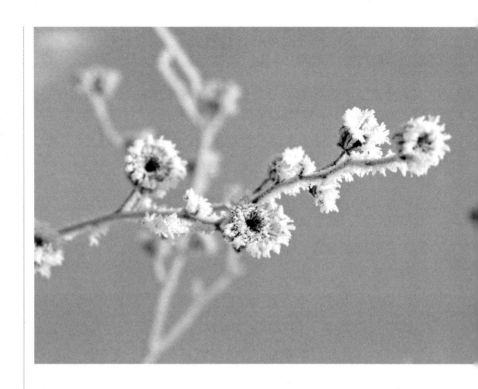

▶ 为什么人一辈子非要一个劲地往前蹿？

▶ 大冬天，千万别一早起来摸着黑就开始跑步。

蹿到一定程度，它也得掉下来。所以，我们要善于利用天时来达到养生、养长、养收、养藏的目的。现在很多人却喜欢跟天地对着干，天亮了睡，天黑了闹。

梁冬：冬天早卧晚起，那要晚到什么时候呢？

徐文兵：早卧晚起的下一句是"必待日光"。什么时候天亮了，什么时候起。鸡可能叫得很早，天还没亮，它就叫了。"夜卧早起，与鸡俱兴"，这指的是秋天。到了冬天，鸡叫了，你也别起来，而是要"必待日光"。但现在很多人在大冬天里也一早起来，摸着黑就开始跑步，一直跑到自己出汗。平时，我都是用一种很同情、很可怜的目光看着这些人。

4. "使志若伏若匿"

把回忆和计划都藏起来猫冬

梁冬：前面讲到了"冬三月，此为闭藏，水冰地坼，勿扰乎阳，早卧晚起，必待日光"。后面有句话叫"使志若伏若匿，若有私意，若已有得"。

徐文兵：冬天是干吗的季节呢？是关爱自己的季节。春天生、夏天长，这都是把自己储存的精气、能力往外释放。

比方说夏天，《黄帝内经》讲人要"若有爱在外"，意思是要把自己的心气、心神流露出来，不要遮遮掩掩，要尽情地表现、奉献。从秋天起，就该开始照顾自己了；到冬天，更是要发自内心地去关爱自己，不要张牙舞爪，不要暴露，这叫"使志若伏若匿"。

"伏"是弯下腰的意思，"匿"是隐藏起来，不跟别人说，不表白，不流露。"志"是指自己的记忆和志向。春天是"以使志生"，夏天是流露，到冬天是让它"若伏若匿"，"伏"是弯下腰的意思，"匿"是隐藏起来，不跟别人说，不表白，不流露。那谁知道呢？天知地知，你知我知中没你，就我知。将过去的回忆和将来的计划都藏起来，老百姓把这叫"猫冬"。

◀ 将过去的回忆和将来的计划都藏起来，这叫"猫冬"。

◀ "伏"是弯下腰的意思，"匿"是隐藏起来，不跟别人说，不表白，不流露。

5. "若有私意"

冬天应该多一点自爱

▶ 如果一个人
没有"私"的
话，他也没法儿
奉献。

梁冬："若有私意"，此话怎解？

徐文兵：现在，我们总把"私"当成贬义词，仿佛一说到"私"，我们就应该大公无私，要忘我、要奉献。但话说回来，如果一个人没有"私"的话，他也没法儿奉献，先得有才行。所以公和私是相对的，没有私也没有公，不关爱自己，就不可能去关爱别人。

我始终认为，一个不自爱的人，谈不上爱别人，即使表现出爱来，那也是假的，而且会让你感觉到不舒服。

很多人都喜欢问这个问题："你妈跟你媳妇掉水里了，你先救谁？我的答案是先救自己。你会不会游泳？不会游泳，那你救谁呀？"如果会，你的能力有多大？如果你的能力只够救下你自己，那你先把自己救出来再说。如果你能力有余，谁离得近，你就救谁。前提是你先得有自救的能力，否则你还是个累赘。这就叫"若有私意"。

▶ 冬天是整理、
修复，关爱自己
的时候，所以不
要去折腾，不要
去张扬，不要去
外露了。

冬天是整理、修复、关爱自己的时候，所以我们不要去折腾，不要去张扬，不要去外露了。

还有，我们人体的很多自我修复工作都是在晚上睡着后完成的。

梁冬：一天的"冬天"是在晚上。

徐文兵：特别是子时到丑时这段时间，正是我们沉睡的时候，而在四季中，人体自我修复功能也是在冬季完成的，所以，冬季如果你还去折腾、张扬，那就跟你晚上不睡觉是一个道理。最后，你就会得各种各样奇怪的病。我碰到很多奇怪的病，都是因为在夏天或者冬天着凉做下的。

梁冬：所以，伤寒是我们必须要注意的一件大事，这就是为什么张仲景当年要讲《伤寒杂病论》的原因！

徐文兵：冬天到了，这时我们要咀嚼、回味一下自己一年到头的得失。

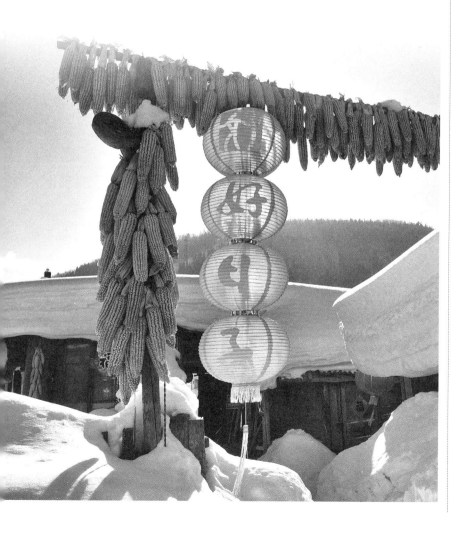

◀ 冬季如果你还去折腾、张扬，那就跟你晚上不睡觉是一个道理。最后，你就会得各种各样奇怪的病。

大雪 12月7日或8日，一年将尽，要懂得适时地奖励自己，享受自己辛苦所得。

6. "若己有得"

冬天是应该享受一年辛苦所得的时候

梁冬：什么是"若己有得"？为什么叫"若"呢？

徐文兵："若"就是好像，别人也看不出来。就好像你确实有所收获、有所掌握、有所心得一样，至于到底有没有，每个人也不一样！有的人忙活了一年，结果啥也没有；有些人得天道以后，到这会儿就收获颇丰。

为什么？古代是农耕社会，进入冬天后，水冰地坼的，基本上没啥活干了。冬小麦种下去后，浇点水，进行点冬灌，就没啥事了。所以，冬天往往是人们聚会、唠嗑，坐在热炕头上交流亲情的时候。

梁冬：你刚才说的是农耕社会而现代人没有办法达到你刚才描述的那样，那你对现代人有什么建议呢？

徐文兵：说白了，这就是一个价值观的问题。你拼命工作，拼命奋斗，最后是不是要享受应有的成果？我们在春天播下去的种子，夏天长了，秋收了，到冬天了，是不是就应该去品尝，去享受这一切？

梁冬：数数票子。

徐文兵：我见过很多人，他即使手上有很多钱也不存银行，因为他看到存折上的数字没感觉，他反而相信有形、有质的东西，所以就喜欢拿出来数，我觉得很好。这是一种行为艺术，也是一种身心治疗的方式。

冬天是应该享受自己一年辛苦所得的时候，就像你晚上

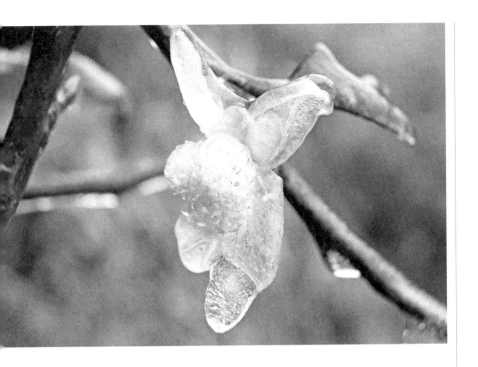

酣然入梦，是你对自己一天辛劳的安慰和回馈一样。但我们现在是什么情况？一年到头奔波劳碌，按我们老家的一句俗话所说：给自个儿的媳妇儿办嫁妆。

梁冬：此话怎讲？

徐文兵：就是你死了，你媳妇儿再嫁，需要一笔嫁妆。

很多人其实处于一种无意识状态，他觉得自己应该这么做。你干吗去？我上班去！上班的目的是干啥呢？要干好工作。干好工作干吗呢？为了更好的工作。

梁冬：有个朋友曾经跟我讲过，他说，其实我们每个人都要懂得适时地奖励自己，这很重要。否则你活得这么累干啥呢？这就叫"若己有得"。

◀ 每个人都要懂得适时地奖励自己，否则，活得这么累干啥呢？这就叫"若己有得"。

7. "去寒就温，无泄皮肤"

如果你不是"松柏"，就请把自己裹严实一些

梁冬：什么是"去寒就温，无泄皮肤"？

徐文兵：很多人说，你夏天不是要热吗？那到冬天，咱就该凉着呀。我跟你说，中国人不讲极端，也不走极端，而是在两个极端中间取一个"中"，取一个平衡。所以到冬天的时候，你要说天这么冻，我们也跟着冻。对不起，我们应该"去寒就温"，我们要穿厚衣服，家里要生火。当然，现在家里都是空调、暖气了。

冬天，大自然基本上是没有什么生机的，白雪茫茫、天寒地冻，人作为一种生物活在冬天本来没什么生机的世界里，靠的就是能够"去寒就温"。

梁冬：什么是"无泄皮肤"？

徐文兵：夏天要开泄皮肤，让自己的毛孔开放，多出汗，要流露出自己的热情，而到冬天，我们就不能再让毛孔开放了，这里的"泄"就是指的人体无形能量的流失。

我以前讲过，皮和肤不一样，"皮"是指身体的表皮，"肤"是皮下脂肪。

我见过很多人，因为节食减肥，把自己弄成了皮包骨头，皮下没脂肪了。你拎他的皮，一拎就起来了。如果是健康的、厚墩墩的人，他的皮是捏不起来的。为什么？皮下都是脂肪。

脂肪也是人体精髓的一种半成品，你把它减掉了，那你

体内的精气也就不足了，就特别容易受到外邪的侵袭。

为什么人一着凉就起一身鸡皮疙瘩，"鸡皮疙瘩"是什么？就是汗毛倒竖。毛孔是出汗的地儿，也是长汗毛的地方，它是个孔，是个窟窿。人一遇到惊吓或者是受凉的时候，毛孔就会"刷"地收缩起来，成了一颗颗小米粒，这就叫"鸡皮疙瘩"，它是人体遇冷的一种本能反应。

◀ "鸡皮疙瘩"就是汗毛倒竖，是人体遇冷的一种本能反应。

你气弱了，受了凉或者受了惊吓，毛孔没反应，那邪气就进去了，所以到了冬天，腠理要关闭，毛孔也在逐渐地闭合。这时候我们穿厚实一点，目的就是防止寒气对身体的入侵。但我很不愿意看到的是在冬天，很多人都去冬泳，很多女性则喜欢穿裙子。

现在，冬天里穿裙子的女性太多了，尽管里面还套了一条棉毛裤，但穿得还是很薄。"轻、薄、露、透"，这就是现代人喜欢干的事，这其实是在"泄皮肤"，刚开始泄的是气，然后出的是神，最后这人就迷离了。

梁冬："冬泳"好吗？

徐文兵：我碰到很多人，都是因为冬泳落下了病。大家为什么要去冬泳呢？我们在电视上经常看到那些冬泳的人，破开厚厚的冰层，穿着泳衣泳裤，赤条条地就跳下去了，然后对着镜头说："我自打冬泳以后，身体再也不感冒了。"这病好了，那病也好了，结果一大批人就跟着去学冬泳。

◀ "冬泳"好吗？

问题是这个宣传只告诉了我们一面，它不会告诉我们第二面，也就是说它不会把一个因为冬泳而作下病的人拉到镜头面前说："哎呀，我是自打冬泳才落下这病，才变成这样的。"因为这样没有报道价值。我总结这叫"只看贼吃饭，不看贼挨打"。你看小偷偷完东西，下馆子，穿着光鲜，开着好车招摇过市。人一看，这贼过得挺好。但你怎么不想想他那天被人揍得抱头满地乱滚、最后被关到监狱的惨相。生活中，大多数人只看到了其他人光鲜的一面。

作为一个医生，我接触的病人其中不少都是因为冬泳落下的病根，来找我看病的。这部分人意识到了自己是冬泳惹的祸，但有些人根本就想不到这一点。

有几个例子，给我的印象特别深，有位是八十岁的老人，得了抑郁症来找我看病。给他做检查的时候，一撩起他的衣服，肚子上全是黑痦子、黑斑，还是不突起的，我就问："您怎么长了一身这样的东西？"

按照中医的说法，这些黑色的痦子是身体里阴寒太重的表现，再加上老人家得的病是抑郁症，我就开始详细询问老先生的病史，他说从六十岁开始学冬泳，两年后突然患了心脏病。

给他看心脏病的大夫劝他："您心脏有问题了，就别去冬泳了。"他也就不去了，从那以后，他不怎么感冒了，但身上开始长黑斑、黑痦子，心情也开始抑郁。

我跟他说："您这是冬泳受凉了，寒气郁积在体内没发出来。"我又问他："您是不是二十多年来就没感冒过。"

他说："对！"

我说："您不是不感冒，而是没能力感冒了，您身体里的阳气都被阴寒给压住了。"

为什么这么说？像我们受伤以后，拿冰敷伤口感觉不到疼吧？不疼不是说伤口好了，而是感觉不到疼痛了。

另一位老先生快到七十岁时出现了脑梗，就是脑血栓，差点"过去"了。在他患脑梗之前，他孩子跟我说："老头子天天洗冷水澡。"

他儿子还比较懂一点医理，他说："爸，您洗冷水澡大概

▶ 生活中，大多数人只看到了其他人光鲜的一面。

▶ 拿冰敷伤口感觉不到疼吧？不疼不是说伤口好了，而是感觉不到疼痛了。

有两种可能，一是您身体很热，能抵御冷水的寒气。要不就是您的身体太凉了，感觉不到刺激了。"

爱冬泳的人，毛病都是在"泄皮肤"后着凉引起的，也就是《黄帝内经》接下来要讲的那句话——"使气亟夺"。让自己本身那点可怜的、微不足道的阳气，给阴寒之物掠夺走了。然后身体里的阳气没法完成保护自己，清理垃圾的任务，最后就落下一身的病。

有位学生来找我看病，说原来长了一脸的黑头粉刺，退下去后就留下了一脸的黑斑。我一摸他的肚子，是凹陷的，还能感觉到特别冰冷的团块，这是虚症的表现。

我就开始问："你经常吃凉的吗？"那孩子说："我特别懂养生，一般不吃冰棍，不喝冷饮，不喝冷啤酒，连水果都很少吃。"

我当时就纳闷了："那你这一脸貌似青春痘的黑斑怎么来的呢？"

最后，我问了一句："你是不是在冬天喜欢游泳啊？"

他说："对啊！我坚持六年了。"

我说："你脸上的疙瘩什么时候开始长的？"

他一算日子，对上了。刚开始着凉时，他还是青壮年，他的肾气、雄激素还有分泌，那点火就憋到脸上，开始长痘。然后，寒气再把这火灭掉，就留下这种一脸的黑斑。

梁冬：像这样的情况，你通常怎么治呢？

徐文兵：用的都是含有热毒的药，比如附子、吴茱萸、麻黄、细辛。对待这种体内有寒毒的人，就必须用这些热药。你看，有些老年人的皮肤就很干净，不管多少岁，脸上都没有老年斑。而有的人脸上就密密麻麻的，都是阴寒的东西，这都是与天斗，与地斗，非要违反自然之道的后果。

▶ 爱冬泳的人，毛病都是在"泄皮肤"后着凉引起的，让自己本身那点可怜的、微不足道的阳气，给阴寒之物掠夺走了。然后身体里的阳气没法完成保护自己，清理垃圾的任务，最后就落下一身的病。

冬天，大部分树叶都凋零了，只有松柏还依旧青翠。这个时候，体质特别好的人是可以冬泳的，比如马寅初教授就喜欢冬泳，而且活到了 100 多岁。他就相当于是树木里面的"松柏"。所以，您在冬泳之前要先掂量一下自个儿的身子骨，看自己是不是松柏。如果是，您就去；不是，那您还是悄悄地把"叶子落了"，把自己裹严实一点。

▶ 您在冬泳之前要先掂量一下自个儿的身子骨，看自己是不是松柏。如果是，您就去；不是，那您还是悄悄地把"叶子落了"，把自己裹严实一点。

小寒 1月5日或6日，此时气温多为全年最低，此时，要竭力为身体保暖。

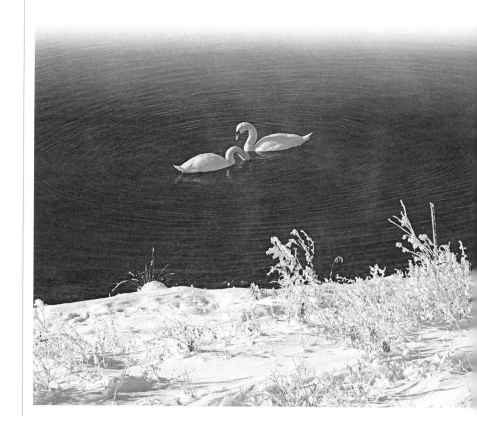

8. "使气亟夺，此冬气之应，养藏之道也"

冬天再不养精蓄锐就完了

梁冬：这就是"使气亟夺，此冬气之应，养藏之道也"。

徐文兵：如果我们这么做的话，就是顺应了天地的闭藏之道，也就正好借着这个劲去养护一下我们自己。现在，很多南方人羡慕北方有冬天，会下雪。为什么？因为北方人他可以借天之力来紧一紧皮肤，闭藏自己，涵养精气神。像广州，天气热的时候多，大家都在"开泄"，所以广东人喜欢煲汤，就是为了滋养自己在平时流失掉的精气神。北方人就没必要每天煲汤了，喝粥就够了，为什么？天地造化，北方有冬天，能让大家拥有一个闭敛收藏的好季节。所以，冬天又是养精蓄锐、进补的一个季节。

梁冬：所以广东人就只能在夏天，在空调里面去养精蓄锐。

◀ 下雪是借天之力来紧一紧皮肤，闭藏自己，涵养精气神。

9. "逆之则伤肾，春为痿厥，奉生者少"

冬天没"藏"的，来年春天拿什么"生"

徐文兵：如果你违反了冬天的养藏之道，还在"开泄"的话，这叫"漏精"。漏精的表现有几种：一是出汗；一是小便里面含有血糖和蛋白。如果血糖和蛋白都没有的话，小便会混浊，或是有好多泡沫；有人会直流口水、鼻涕，甚至是眼泪，还有的女性分泌的白带会特别多，男人则会出现遗精，或者是漏尿，这些都是冬天养藏得不好的表现。

冬天对应的是肾，肾属水，而水生木，春天对应的是肝，正是万物生发的时候。

如果冬天你把精漏了，到春天你的肝气、肝血就会不足，会生发不起来，表现出来就叫痿厥。"痿"就是给肌肉发力的筋和肌腱发不起来力。阳痿也是肝的问题，因为肝主宗筋，这叫"痿"。

那"厥"是什么呢？中医里有种病症叫"四肢厥逆"，就是气血倒流，一握对方的手，跟鬼手一样，冰凉的。睡一晚上，被窝都暖不过来，这叫"厥"。为什么会这样？因为他的身躯和心脑的气血都不够用，只好牺牲身体末端的血液循环、气血循环来保护自己，所以一到春天，他就会发这类病。

春天是养生的季节，但有些人就是生不起来，发不了芽。

梁冬：这就是"奉生者少"。那吃什么东西可以好好补补身体呢？

> ▶ 如果冬天把精漏了，到春天肝气、肝血就会不足，会生发不起来，表现出来就叫痿厥——给肌肉发力的筋和肌腱发不起来力。

> ▶ 睡一晚上，被窝都暖不过来，这叫"厥"。

> ▶ 为什么春天有些人就是生不起来，发不了芽？

徐文兵：春生、夏长、秋收，到冬天，我们就应该进补、进益，开始享受胜利的果实了。什么是"补"？铁锅漏了要补，只有先把锅补住了，不让它漏水，我们才能再往锅里加水、加肉，这叫"益"。

我们现在讲的冬天进补，其实是"进益"的意思。什么叫"进益"？就是我们要"五谷为养"。五谷是大家一年四季都要吃的，下面一句话叫"五畜为益"，就是要吃血肉有情之品去增益，去锦上添花。

都说"人非草木，孰能无情"，人之所以有情是因为我们吃了动物的脂肪和蛋白。如果你光吃素，整个人就会很平静，很平淡，没有激情，也没有欲望。这时候，你是走向开慧那条路了，这叫"食谷者慧，肉食者鄙"。

肉食者虽有点低级趣味，但他是有情有义，有血有肉的一个人。作为一个俗人，我们也得吃点肉，起码在吃肉的时候别有负罪感。自然界里，羊吃草，虎吃羊，我们吃老虎，等我们死了，被虫子吃，虫子再被草吃，这就是一个轮回。

我为什么说冬天是个进补的季节呢？因为在冬天，人体的阳气不散布在体表，而是回缩到了体内。所以这时候你吃进去的东西可以被充分地消、化、吸收。

梁冬："消"和"化"有什么不一样？

徐文兵："消"是指物理变化，比方说一块肉，我们先把它放在案板上，切碎了或者是剁成馅，大块变成了小块。然后我们吃到嘴里，再把它嚼碎了，到胃里把它磨成肉糜，这个过程叫"消"。即使变成了肉糜，它也还是猪肉，没有变成人肉。而"化"这个过程是在小肠里面完成的，它靠的是我们人体里的"催化剂"——消化酶，主要是由胰腺分泌的，有淀粉酶、蛋白酶，还有分泌脂肪的酶。在这些酶的作用下，

◀ 什么是"补"？铁锅漏了要补，只有先把锅补住了，不让它漏水，我们才能再往锅里加水、加肉，这叫"益"。

◀ 如果你光吃素，整个人就会很平静，很平淡，没有激情，也没有欲望。

◀ 在冬天，人体的阳气不散布在体表，而是回缩到了体内。所以这时候你吃进去的东西可以被充分地消、化、吸收。

把肉转化成人体所需的蛋白或者是脂肪。

梁冬：就是猪肉变人肉了。

徐文兵：这叫"化"，也就是化学变化，是质的变化。所以在冬天，人体的阳气回缩以后，胃那种"消"的功能就提高了，胰腺或者是三焦的"化"的功能也增强了。这时候，我们吃进去的东西可以被充分地消化和吸收，我们在冬天就会养精蓄锐，变得丰满、粗壮一些。

梁冬：一直以来，我都以为胃是负责消化功能的。

徐文兵：胃会产生胃酸，我们吃馒头的时候会觉得甜，是因为唾液里面有一种唾液淀粉酶，它能把淀粉转化成糖分，所以你觉得甜，这其实也是"化"。

你说口腔负责的工作只是"消"，只是牙齿的切断、咀嚼和磨碎吗？切断、咀嚼、磨碎，这是"消"的工作范围。唾液淀粉酶的工作就是化了，但它绝大部分的工作是在小肠里完成的，所以《黄帝内经》说："小肠者，受盛之官，化物出焉"。

胃是什么？"传导之官"，它是在磨碎。有人说："我消化不良"。我就说："您是消不良，还是化不良？消不良的话，那您就细嚼慢咽，嚼能增强消的功能。"胃是由平滑肌构成的，它时时刻刻都在蠕动，但它的蠕动是有节奏的。

你慢慢地将食物咽下去后，一张一合的节奏更虚更实，也给了这个传导过程一个缓冲。如果你狼吞虎咽似的，"咣咣"地一下将食物全塞进去了，那胃就会一下被撑大，蠕动不起来了。

另外，如果你想增强胃"化"的功能，那就要多吃一些容易发酵的东西。如果你自己体内的酶不够用了，那就从外界的一些食物中获取，比如说酵母片、酱汤，我们平时吃的酱、纳豆，还有酱豆腐、臭豆腐以及酒酿等，都是经过发酵的。

▶ 肉吃到嘴里，嚼碎了到胃里被磨成肉糜，这个过程叫"消"。"化"是肉转化成人体所需的蛋白或者是脂肪的过程，是猪肉化为了人肉。

▶ "消"不良的话，那您就细嚼慢咽，嚼能增强消的功能。

▶ 如果你想增强胃"化"的功能，那就要多吃一些容易发酵的东西。

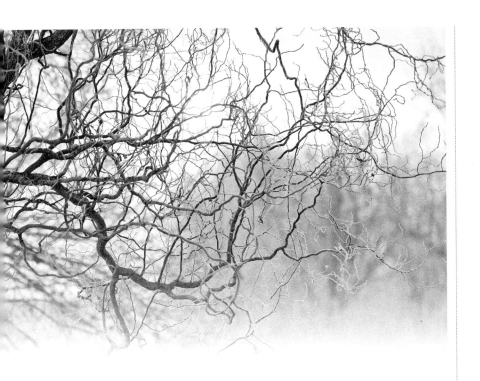

大寒 1月20日左右，天气更冷，为了来年春天的生发，此时应多多进补。

为什么有人喝牛奶会过敏，喝酸奶就不过敏？因为酸奶是经过发酵的。有些人喝完绿茶后会肚子痛，但是喝那些经过全发酵的红茶，或是半发酵的乌龙茶，他就不胃疼。为什么？因为这些食物的性质被改变了，它能帮助你提高"化"的功能，这就是消化。

到了冬天，我建议大家要尽可能地先补住漏洞，不让它漏。然后再多多进益一些滋补的东西。到冬天，我们最忌讳就是暴露自己的皮肤，然后去漏。

▶ 冬天最忌讳就是暴露自己的皮肤，然后去漏。

梁冬：如果有些朋友不小心"漏"到了，比如说冷到了，那怎么办？

徐文兵：这些症状经过诊断，一般都是寒症。但寒症分为两种：一种是阳虚，就是阳气不足，如果把身体比喻成屋子，那就是屋子里空了；另一种叫阴实，就是说屋子里空了也没事，因为有别人搬进来住了。

所以，碰到你说的这种情况，一要看看身体里有没有"敌人"在。有"敌人"在，那就要先驱风邪，驱寒邪。把它们散出去，赶出体外。驱走以后，你还要开始补充身体的阳气。如果邪气没被赶走，你就去补、去壮，那就是喂给敌人了。

另外，猪肉是属肾的。在冬天，如果你想滋补肾的阴液的话，吃红烧肉最好。毛主席说吃猪肉补脑子，"脑子"是什么？肾精，精髓嘛，所以他说每次工作压力大了，觉得脑子空了，吃碗红烧肉就好了。猪肉的性质偏寒，它最入肾。羊肉和鸡肉的性质偏热些，一个入肝，一个入心。所以，猪肉是非常适合在冬天进补的。

▶ 猪肉是非常适合在冬天进补的。

中医营养学和西医营养学的差别就在于，我们认为同样是肉，它不但有量——脂肪含量、蛋白质含量的差别，而且还有质的差别。有的肉，你会越吃越凉；而有的肉会让你越吃越亢奋，因为肉与肉之间有寒热之分。

梁冬：猪肉怎么吃比较好？

徐文兵：那要看你是想滋阴，还是取平了。如果你想滋阴，那就炖着吃。以前有个方子——大补阴煎，就是用猪腔骨带着脊髓一起蒸熟了，然后加一点知母和黄柏，专门治疗那些肾阴伤到极点的人。

▶ 如果身体比较健康，那在冬天，推荐你吃烤肉。

如果你身体比较健康，那在冬天，我推荐你吃烤肉。为什么？因为冬天要吃点苦的。你看，烤肉烤得稍微有点焦黄，微微有点黑，那正是消化肉最好的东西。

老百姓都有经验，食积了，不消化了，吃点饭焦、锅巴，苦的正好可以消食。有一次，我请北大的一位老师吃烤牛肉。她吃的是牛排，而我吃的是烤牛排。结果我吃了十几块，她才吃了一块就撑到了，于是问我："徐大夫，你吃的差不多是我的五倍，为什么你还不觉得撑得慌呢？"我说："您那牛排是烧的，我吃的是烤的，炭火上烤的，吃完了容易消化。"

另外，我推荐那些肾气不足，或者是记忆力出现衰退的人，到冬天的时候要抓紧时间补肾，多吃坚果、硬果。

我曾经还讲过，人要少吃水果。有人就问我："你怎么反对吃水果？"我说："我不是反对吃水果，而是建议大家应该在适当的季节去吃当地的水果。"

香蕉青不楞登地摘下来，一路捂熟了，运到北方让我们吃，它就不是那个味儿了。我在南方吃的香蕉就是好吃。所以，吃饭要应季，要吃方圆百里产的东西，别吃那些从远方运过来的东西。

现在，很多人天天把水果当饭吃，结果吃出病来了。那我就只能告诉他别吃水果了。冬天吃什么果最好？坚果。植物把它最宝贵的东西都包裹在自己坚硬的壳里，水果都露在外面了，勾引你去吃。

不过，吃坚果有个讲究——一定要吃熟的。煮熟了或者烤熟了吃都可以。另外，坚果外面那层薄薄嫩嫩的皮，一定要剥掉。不剥掉的话，很涩，而且会把你上牙膛的那层皮给腐蚀掉。

梁冬：说到坚果，瓜子也算吧。

徐文兵：那要看是什么瓜子。

梁冬：比如说葵花子。

徐文兵：葵花子和西瓜子的性质完全不一样。葵花子是热性的，向日葵嘛，它是追逐着太阳走的。

梁冬：吸阳气。

徐文兵：所以你嗑完葵花子就上火，而西瓜子是水性的，比较凉，所以吃什么要根据你的体质去选。

◀ 肾气不足，或者是记忆力出现衰退的人，到冬天的时候要多吃坚果、硬果。

◀ 吃饭要应季，要吃方圆百里产的东西，别吃那些从远方运过来的东西。

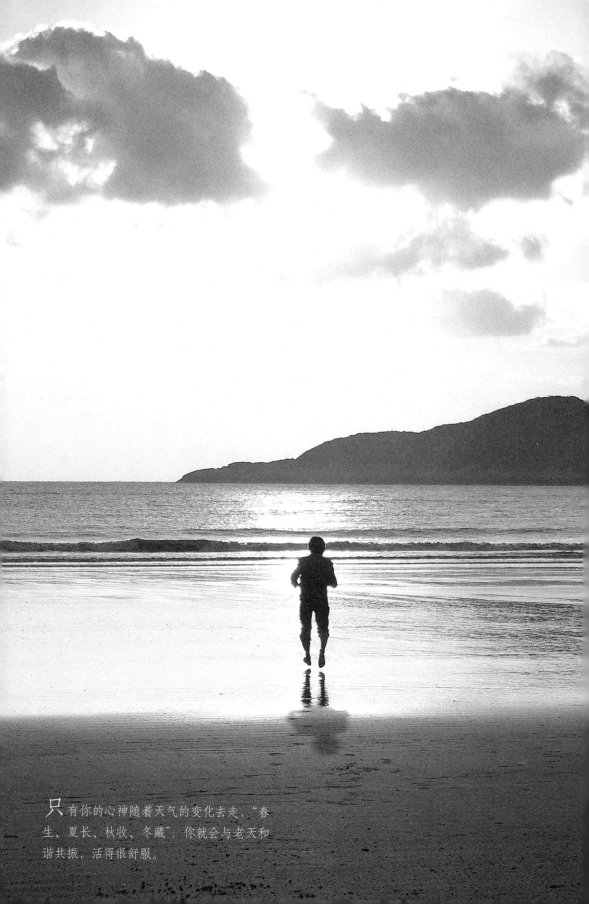

只有你的心神随着天气的变化去走，"春生、夏长、秋收、冬藏"，你就会与老天和谐共振，活得很舒服。

第六章
身体跟天气斗，下场很惨

非典那年，北京那么多跟非典患者亲密接触的出租车司机，没一个得非典的，为什么？

寒的时候，你要努力让身体暖和一点；热的时候，你就要努力让身体凉一点，达成中和。这是一种养生和做人的中庸之道。外面怎么变，身体能感应到，也跟着变，绝对不要说一根筋儿地生活。

人体本身有一种保护自己的"卫气"，在平常，它是"罩"着我们的。当一个人的卫气特别强的时候，他的感染力也非常强。

经文：

天气清净，光明者也，藏德不止，故不下也。天明则日
月不明，邪害空窍，阳气者闭塞，地气者冒明，云雾不
精，则上应白露不下。交通不表，万物命故不施，不施
则名木多死。恶气不发，风雨不节，白露不下，则菀槁
不荣。贼风数至，暴雨数起，天地四时不相保，与道相
失，则未央绝灭。唯圣人从之，故身无奇病，万物不
失，生气不竭。

1. "天气清净"

顺应天气，你就能活得很舒服

梁冬：在之前，我们讲到了春三月、夏三月、秋三月和冬三月。现在讲"天气清净，光明者也，藏德不止，故不下也。"

徐文兵：这是"四气调神大论篇"的第二段。头一段讲了四气，也就是四季的天气变化对人体的影响，以及人们应该怎样去顺应季节的变化来养生的道理。你看，繁体字的"应"（應）是带心的，底下是个"心"字。

感应是要动心的，只有你的心神随着天神，也就是天气的变化去走，春天养生，夏天养长，秋天养收，冬天养藏，你就会与天气和谐共振，活得很舒服。

为什么"四气调神大论"没讲"四季"调神，而是说的"四气"调神，其言外之意就是：当我们的生活环境有了春天温暖、夏天炎热、秋天肃杀、冬天寒凉的变化时，我们也应该顺应它。

什么是"天时不如地利，地利不如人和"。当环境鼓励你去生发、去创业的时候，那就是春天来了；当它很热烈地股市暴涨，大家都在创业，你也跟着去涨。

但当肃杀寒冷的秋冬来临，我们就要收一下，这就是能举一反三。这一点，大家一定要学会。春生、夏长、秋收、冬藏是天地正常的变化，但是有正常就有不正常。如果天气反常的话，我们应该怎么办？

◀ 只有你的心神随着天气的变化去走，春天养生，夏天养长，秋天养收，冬天养藏，你就会与天气和谐共振，活得很舒服。

学《黄帝内经》，我们一定要能够想到它的另一面，我们看一个词的时候，应该要想到它的反义词。如果你觉得这句话不好理解，那你就想想与它相反的意思是什么？比如"天气清净"，它的相反意思就是"地气浑浊"。

我们经常说"天气"，气是看不见、摸不着的，它是一种能量。而地是有形的，地势有高低起伏嘛。

还有，用一些道具摆出尖锐的形状后，它就带着一种杀气，或者是一种戾气。所以说"天气"对"地势"，"清"对"浊"，那"净"呢？眼不见为净。《西游记》里的沙僧叫悟净，为什么叫"悟净"？"净"是什么？眼不见。有时我们看见风，看见水，挺干净的吧？但是沙僧的本领是什么？他悟到了貌似干净的水和风里面有东西。所以，风的繁体字"風"里面有个"虫"字。水尽管那么清，那么净，但它里面有微生物。

即使在没有发明显微镜、放大镜的情况下，我们用心也能体会到水里面是有东西的。

梁冬： 噢，悟净是这个意思啊。

徐文兵： 所以，悟净是说能悟到、看到有形的的物质。但是还有些物质，它也存在，我们看不到，但是你不能因为看不到就否定它的存在。是吧！

梁冬： 沙僧还那么有文化。

徐文兵： 但是比沙僧级别更高的是猪八戒。

梁冬： "悟能"。

徐文兵： 什么叫"悟能"？

梁冬： "能"是能量的意思。

徐文兵： 猪八戒能悟到气的境界了，能看到肉眼看不到的微生物。沙僧悟到的还只是物质境界，所以猪八戒的武功、

▶ "悟净"是说能悟到、看到有形的的物质；"悟能"是指能悟到气的境界，能看到肉眼看不到的微生物。"悟空"则是能悟到"气"背后的东西，无中生有。

智慧水平比沙僧高，他能悟到推动微生物背后的能量，所以他叫"悟能"。

梁冬："悟空"怎么解呢？

徐文兵：气的后面就是空。什么叫"空"？就是玄。我们说气是一种能量，它还是"有"，而"有"的背后就是"无"了，无中生有，这就是孙悟空的水平，更高。

这是三种"悟"的层次，简单的一个名字就代表了一种概念。所以，天地清净里，"清"对"浊"，"净"对"污"。

◀ 影响四季变化的主要因素是天气，而天气是一种能量，它是看不见的，是清澈的。

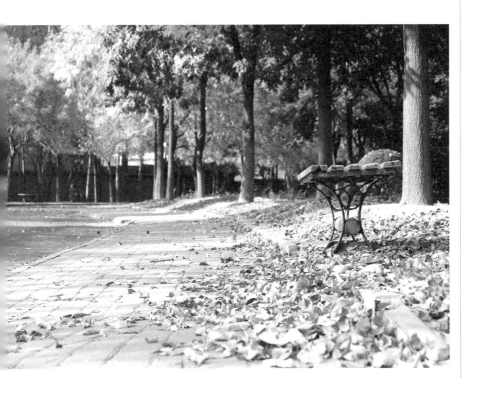

草木有荣枯，人亦如此，所以，顺应四时变化，方能从容不迫。

2. "光明者也，藏德不止，故不下也"

天地和谐，人才平安

> 如果天气是清净、光明的，而地又封藏得很好的话，大自然就处于一种常态，就不会乱套，不会出现地震、山崩等自然灾害。

徐文兵："天气清静"的下一句话是"光明者也"，"光明"对什么？

梁冬：黑暗。

徐文兵：幽暗或者晦暗。太阳出来了叫"光"；太阳被云遮住了，叫"晦"。就是晦明，明对暗。为什么要举它的反义词呢？这要说到下一句我们才能理解。天气是清净、光明的，我觉得这中间漏了一句话，即地势是阴暗、晦浊的。

接下来叫"藏德不止"。我们学《易经》，都知道里面有句话叫"天行健，君子以自强不息。地势坤，君子以厚德载物"。请问"藏德"的地方是指"地"还是"天"？

梁冬：地嘛。

徐文兵：所以把"地势是阴暗、晦浊的"的话加上大家就能理解了。天气是清净、光明的，地势是阴暗、晦浊的。正因为有了天和地这对阴阳之间的互动，才会有"地藏德"。

什么是"不止"？天体运行不止！

地势在那封藏不露，所以星星才不会掉下来，天地才保持了固有的一种存在状态。有一个成语叫"杞人忧天"，忧啥？忧地崩天坠。天原本是运行不止的，现在它止了，所以掉下来了。就像人造地球卫星失去动力以后，慢慢就掉下来，坠毁了。你知道吗？发射地球卫星的时候，发射的速度如果能达到 7.8 公里／秒以上，它居然就能挣脱地球对它的引力而飞上去。正因为卫星的背后有推动其运行的能量，它才会环绕着地球运行不止。

地是阴暗、晦浊的，它能够封藏自己。只有地封藏得比较好，才不会出现地震、山崩等自然灾害。如果天气是清净、光明的，而地又封藏得很好的话，那这个世界是会"藏德"，会"不止"的，这时候大自然就处于一种常态。这就是"藏德不止，故不下也"的意思。

梁冬：就是说，当大地闭藏得很好，能够令天体正常运行的时候，天才不会掉下来。

徐文兵：自然界才不会出现"杞人忧天"时那种地崩天坠的不正常状态。否则，前面提到的大自然里的"变态症状"就出现了。

梁冬："天气清净，光明者也，藏德不止，故不下也。"这句话连起来应该怎么解释？

徐文兵：天是属阳性的，它应该是运行不止的；而地属静，主不动，它应该封藏得得体。只有天地配合好了，自然界才会保持现在这种固有的状态。否则，天地就乱套了。

3. "天明则日月不明，邪害空窍"

天气一"变态"，人也"变态"

梁冬：接下来是"天明则日月不明，邪害空窍，阳气者闭塞，地气者冒明，云雾不精"，请问是什么意思？

徐文兵：这句话描述的是天地"变态"的样子，什么是"明"，天地的清净和光明，追根到底，它从哪儿来？一是从太阳来，太阳给了我们光，给了我们能量，推动了万物生长，这是"日"。第二来自于月亮。一个"日"加一个"月"，就是"明"！

如果太阳不普照大地或者月亮变得阴暗了，那么所有不正常的状态就会出现。天明是一种什么状态？天体运行的常态！当日月不明的时候，"邪害空窍"或者"邪害孔窍"，就是说当没有足够的光来照耀、温暖我们的时候，阴寒的邪气就会渗透到我们身体的孔窍里。

人体本来是封闭的，但它对外开放的有七个窍，七扇"窗户"。鼻子有两孔，眼睛有两只，一对耳朵，再加一张嘴，共是七窍。

> ▶ 当没有足够的光来照耀、温暖我们的时候，阴寒的邪气就会渗透到我们身体的孔窍——鼻子、眼睛、耳朵、嘴里。

梁冬：为什么人的眼睛、鼻子、耳朵都是两个孔，而嘴只有一个孔？

徐文兵：中医认为，顺应天地而生的人的这种形象代表了一种阴阳的格局。就像泰卦，"泰"对应的是好，"否"对应不好。那泰卦是什么？阴在上，阳在下。

地球上为什么会有生物，因为天地间是有交流的，地气蒸腾上天变成云，云变厚凝结变成雨降落下来，大自然有这种循环，才诞生了所有的生物。

阴在上，阳在下，如此才会有生命。如果反过来，就不会产生生命，因为阳是往上走，阴是往下沉的，这样就是个离绝卦。我们洗桑拿的时候，房里有个沙漏钟。刚进去时，那沙子在下面，进去以后一拧，沙子上来了。沙子属阴，空气属阳。沙子上来以后就开始漏，这时沙钟就开始动了，生命就开始了；漏完了，生命也结束了。胎儿在母体里的状态是头朝下，相当于沙漏里往下漏的沙子形状，等一出生，头一朝上，生命就开始了。

梁冬：开始计时了。

徐文兵：你在世上能留120年是老天规定的。所谓"漏"，就是人的脑髓逐渐像沙漏里的沙子一样，通过脊柱、脊髓往下漏，然后滋养到全身各个地方，漏着漏着，漏没了，生命就结束了。所以，养生就是怎样去"节能减排"，让自己的脑髓漏得慢点儿。

梁冬：回到前面一个未完的话题，为什么人的眼睛、鼻子、耳朵都是两个孔，而嘴只有一个孔？

徐文兵：双数在上。

梁冬：双数属阴。

徐文兵：人的乳头是俩，肚脐只有一个，阴在上，阳在下。我刚才讲了，七窍是对外开放的，当它们对外开放，有阳光普照的时候，你接受的是阳气。如果阳气被遮住了，阴寒、阴邪就会通过这些窍深入到我们的体内，这就叫"邪害空窍"。

梁冬：鼻子、嘴巴都能进冷空气，但眼睛和耳朵，邪气、寒气怎么进得去呢？

◀ 你在世上能留120年是老天规定的。所以，养生就是怎样去"节能减排"，让自己的脑髓漏得慢点儿。

◀ 七窍是对外开放的，有阳光普照的时候，你接受的是阳气。如果阳气被遮住了，阴寒、阴邪就会通过这些窍深入到我们的体内，这就叫"邪害空窍"。

徐文兵：当然可以，沙尘就容易进到眼睛里去。为什么生活在中国北方的人眼睛普遍都小，一个原因就是为了防风沙。人为什么有耳垢、有耳油？这也是一种自我保护，因为小虫子容易钻到耳朵里去。（如果你有耳垢耳油分泌的话，它一定是苦的，我也尝过，特别苦。）

梁冬：你怎么会有这种爱好呢？

徐文兵：咱是医生，有些东西别人没尝，咱得尝过。

七窍，就好像是你身体暴露给外界的一个通道，如果窍外春光明媚，倒也无妨。但如果"日月不明"时你还"窗户"大开，那肯定容易受到外邪的侵害。

另外，空窍的"空"就是中医讲的穴位。很多穴位的名字里都有"空"字，比如说丝竹空穴。"丝竹"是什么？

梁冬："丝竹"就是管弦乐嘛。

徐文兵：我问过不少人，大都不知道。有句诗叫"浔阳地僻无音乐，终岁不闻丝竹声"。古代用丝竹来象征管弦乐，"丝"是指弦乐，"竹"对应的是管乐。

丝竹空就在我们眉毛的根梢，它是三焦经的最后一个穴位。如果你有耳鸣、耳聋，听不到声音等症状，在这儿扎一针，你就又能听到音乐了。所以古人把这个穴位叫做"丝竹空"。在人体上，就目前来讲，官方承认的穴位有 361 个。

梁冬：从理论上来讲，应该是 365 个。

徐文兵：《黄帝内经》讲有 365 个，因为膀胱经在后背分成了四条经络，它把肺俞这个穴重复计算了，所以最后是 365 个。

为什么叫"穴位"？其实，这些地方都是身体里能量出入的地方。能量有出有入，入的那处地方叫"穴"，是凹下去的，这一块的气是往下沉的；但有的地方是冒气儿的，是往外突起的，那个穴叫"腧"，就是左边"月"字旁，右边一个

▶ 邪气、寒气怎么进得去眼睛和耳朵？

▶ 空窍的"空"就是中医讲的穴位。

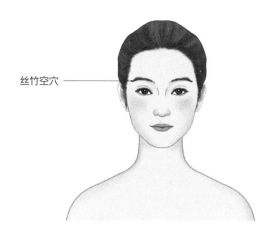

丝竹空穴

人体自有丝竹之乐。

"俞"——就是愉快的愉的那半边儿。这个正确发音叫 shù。

从中医的阴阳角度来讲，应该叫"穴"和"腧"。但大家一说经络穴位，就认为都是往下凹的，这不对。比如，后背膀胱经上有对应人体十二脏腑的背俞穴，这些穴位的气都是往外顶的，都冒气儿，因为膀胱经属阳性。再比如说天突穴，也是往外突起的。"突"在古代是烟囱的意思，烟囱就是往外冒气的。

天突穴在锁骨窝儿的嗓子眼处，一听它的名字就知道，它是往外冒的，还有像承山穴这些带有象形文字的穴位。往外突的都是冒气的。

另外，穴位名叫"孔"、"空"、"穴"的，包括名字里含有"井"字的，都是往里凹的。

空和窍本来都是向外开放的，如果遇到"日月不明"，那些阴寒之气、邪气就会通过这些窍往里冲进我们人体里。

有的人患有花粉症，一天到晚打喷嚏，一说话，鼻子就嚷嚷的，这就叫"邪害空窍"了。

▷ "突"在古代是烟囱的意思，烟囱就是往外冒气的。

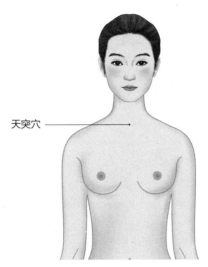

天突穴

护好天突穴，免遭邪入肺。

　　鼻子本来是有预热功能的，你吸入冷空气时，它会先经过鼻腔加热一下。而且鼻腔里有很多毛，它还会过滤一下冷空气，把粉尘、污垢这些东西都堵在外面。但是当鼻子失去这种加热的功能后，冷空气，包括一些灰尘，就直接进入到肺里边去了，人就会咳。注意，是"咳"，不是"嗽"。"嗽"是食管里、胃里面的粘液往外排。而"咳"是气管、支气管里面的气和痰往外走。很多人就因为吸入了冷空气，或者是吃了寒凉的东西，通过胃来影响了他的肺，最后导致肺寒，这时候也会出现"邪害空窍"的现象。

　　梁冬：刚才讲到了鼻毛可以阻止一些脏东西进入体内。所以，在这里我要提醒大家，不要随便剪鼻毛，这是很危险的一件事情。

4. "阳气者闭塞"

天气反常，我们的身体容易被堵

梁冬：请问"阳气者闭塞"是什么意思？

徐文兵：人跟天地是相应的，当外面的太阳光和月光被蒙蔽的时候，我们自身的阳气也出不来。

人体本身有一种保护自己的气，叫"卫气"，在平常，它是"罩"着我们的。当一个人的卫气特别强的时候，他的感染力也非常强，即使你没和他有身体上的接触，也能感觉到他身上的那种热量。

梁冬：小伙儿火力壮。

徐文兵："傻小子睡凉炕，全凭火力壮"说的就是年轻的小伙子阳气旺盛。但人体的阳气跟天地是相应的，当天地被蒙蔽的时候，人体的阳气就像进入了冬天一样，也会自然地收敛到体内。这时候就会出现阳气闭塞的症状，比如说鼻子不通气、鼻塞，这就是典型的阳气被闭塞住了的表现。

梁冬：我以前就觉得很奇怪，我以为是鼻涕堵住鼻子了，但我把鼻涕擤出来后，鼻子还是不通气。

徐文兵：因为有形的物质大家容易看到，无形的气一般看不到。

梁冬：那鼻子不通气的时候，我们按哪个穴位就可以稍微缓解一下？

徐文兵：迎香穴。就在鼻子的两侧，鼻唇沟附近。另外，治鼻子不通，我这里还有一个特别好的办法，每个人都

> ◀ 人体本身有一种保护自己的"卫气"，在平常，它是"罩"着我们的。当一个人的卫气特别强的时候，他的感染力也非常强。

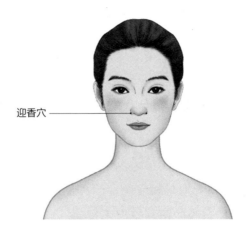

迎香穴

鼻子不通，何以迎香?

有个"小耳朵"，盖着耳朵孔的叫"耳屏"，这上面有一个点就代表了我们的鼻子我们可以揉揉这儿。揉完以后，鼻子就会通气了。

5．"地气者冒明，云雾不精，则上应白露不下"

人的身体绝不能受蒙蔽

梁冬：什么是"地气者冒明"？

徐文兵：《伤寒论》里有句话叫"其人叉手自冒心"，就是说有一种心脏病发作的时候，患者会把两只手交叉着"冒心"，就是盖住。什么叫"戴帽子"？穿靴戴帽，就是把头遮住或盖住。

那什么叫"地气者冒明"呢？地气属阴，它把阳气给遮住了，盖住了，这叫"冒"。中医里有个术语叫"眩冒"，"眩"就是眼前发黑。"冒"是什么？比如有人头不舒服的时候会说："哎呀，我的头好像被一个什么东西裹着一样。"这就叫"冒"。"冒明"就好像戴着墨镜把阳光给遮住了。

梁冬：从这个角度来解释"感冒"是什么意思？

徐文兵：感冒就是你对外面的邪气产生一种感应后，随之出现的一种被蒙蔽的症状。很多人感冒后会出现"恶寒"，觉得冷，盖了好多层被子还是冷。你去量一下他的体温，其实在发烧，这说明寒气已经进入到他体内去了，这时候他不论盖多少层被子，没用。因为被子保护的是外面，但寒气已经进入到你的体内去了。所以，"感"是受到了影响，"冒"是被蒙蔽。日光和月光都被愁云惨雾给蒙蔽住了，人的精气神就出不来。

我记得科学家在说恐龙灭绝的原因时，提出了一个理论：

◁ 感冒就是你对外面的邪气产生一种感应后，随之出现的一种被蒙蔽的症状。"感"是受到了影响，"冒"是被蒙蔽。日光和月光都被愁云惨雾给蒙蔽住了，人的精气神就出不来。

189

小行星撞地球。撞完后，粉尘一下就把日光给遮住了，出现了"地气冒明，云雾不精"的现象。结果地球一下变成了个冰窖、冷库了，所有的生物包括恐龙全部灭绝了。

我们的身体也会出现类似这样的问题，当没有阳气的鼓舞、激荡的时候，人体内阴寒的东西就会浮上来，比如鼻涕、眼泪这些粘液都出来了。

什么叫"痰迷心窍"？痰就是粘液的一种，一下堵在那儿了，结果这个人不是癫就是狂了。范进中举后疯疯癫癫的，最后是让他的老岳父胡屠户一巴掌扇出那一口痰，他才清醒过来。这也叫"地气冒明"，就是说体内的各种粘液把你的神明给遮住了，蒙蔽了。

梁冬：所以，浓痰化不开也是我们平时应该注意到的一个问题。还有"则上应白露不下"这段话怎么解释呢？

徐文兵：露水是怎么形成的？白天没有露水，为什么？因为有阳光普照嘛。到了晚上，大地完全被冰冻住了，也没有露水。凌晨正是下露水的时候，这时候空气中的水蒸气就凝结成了露水。什么是"白露不下"？天地之间的交流没了，天地间的交流断了以后，没有阳光的照射，水蒸气也上不去了，大自然就没有任何雨露的滋润。开始是没有阳光，最后连雨露的滋润也没有了，这就表示生命的循环停止了。

梁冬：如果我们的身体被某些外在的原因给"蒙蔽"住了，也会产生一系列不好的后果。

徐文兵：比如说很多人有干渴的症状，一般治的时候就说得滋阴。我研究李老（名老中医李可）的医案后发现，李老不建议滋阴。他认为人之所以会干渴，是因为阳气没有能力把喝进去的水转化成体液去滋润身体，所以他给患有干渴症的人用的还是热药。我觉得他的理论根源就是从这儿来的。

▶ 什么叫"痰迷心窍"？就是说体内的各种粘液把你的神明给遮住了，蒙蔽了。

▶ 名老中医李可认为：人之所以会干渴，是因为阳气没有能力把喝进去的水转化成体液去滋润身体。

"日月不明"的时候，自然界也没有白露，我们体内就缺少了滋润身体的眼泪、唾液、鼻涕等。这时候怎么办？还得拨云见日，增强体内的阳气，把被"地气冒明"住的阳气给化开。

梁冬：扶阳化阴嘛。

徐文兵：争取把天上的积雨云，让太阳一照就变成雨降下来，这样大地就不干燥了。

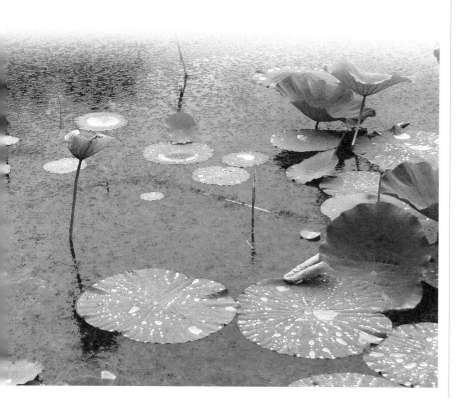

雨露是来自于天地的恩赐。

6. "交通不表，万物命故不施，不施则名木多死"

心肾不"交通"，生命有危险

梁冬：接下来是"交通不表，万物命故不施，不施则名木多死。"

徐文兵：天地间是有交流的。其实月亮上也有太阳光照射，地气蒸腾上去就散了，因为上面没有大气层。而地球上有大气层笼罩着，这样就形成了一种密闭的小空间。在这个小空间内，天地间就有个小循环。本来是水，被太阳一照就变成了水蒸气，然后被蒸腾上天，越往上，高处不胜寒，水蒸气又凝结成水了。这时候它就好像不走极端，上到一定程度还能下来，这叫交通。如果没有这种循环、交流，交通就阻断了，生命的"交通"被阻断以后，生命也该完结了。

梁冬：在我们的身体里面，这个"交通"的过程是怎么完成的呢？

徐文兵：你看，人体的精髓、津液聚集在我们的头脑里，然后沿着脊柱、脊髓下来，下到丹田。"丹田"在哪儿？

梁冬：丹田在肚脐附近。

徐文兵：关元这一带。我们常说小肚子一定要热，小肚子就是丹田。为什么叫"丹田"？小火炉。这样的话，炼精化气，炼气化神，再蒸腾起来，通过任脉、督脉，再输送到脑子里，这就是一个交通。

中医经常说心肾要交，其实就是脑子里面的水下降到丹

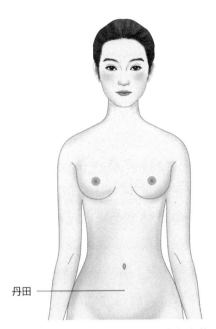

丹田 ————

人体储藏"精""气""神"的小火炉。

田后，变成热气再蒸腾上去，这就是人体内的"交通"。如果断了，要么是精下不来，要么就是精化不成气，蒸腾不上去，这时人的生命也很危险了。

梁冬：在平时，我们要保持头脑的冷静，小腹要温暖，这样人体内才能形成一个内循环。否则"万物命故不施，不施则名木多死"。

徐文兵：天地间的交通被阻断以后，地球上生长的植物、动物的生命也就结束了。别说"名木多死"，即使是没名的木也多死啊。这就是天地不正常时的一种状态。天地正常的状态是"地势坤"，是沉静不动的。而"天行健"是一种运行不止的状态。另外，日月带来的是光明，但是在不正常的状态下，自然界就会地在动，山在摇，然后天不动，没有光明。没有阳光的普照，四处一片愁云惨雾，比如说江南的那种梅雨天，雨一下就是好几个月，这都是阳气不足的表现。

◀ 平时，我们头脑要保持冷静，小腹要温暖。

◀ 江南的那种梅雨天，雨一下就是好几个月，这都是阳气不足的表现。

7. "恶气不发"

恶气千万别憋在体内

▶ 在不正常的天气状态下,人和其他的动物、植物都会闹病。

徐文兵：在不正常的天气状态下,人和其他的动物、植物都会闹病。在这样的情况下,阳气不能通达到体表,阳气者闭塞,而体内的阴寒浊物就会把自己给蒙蔽掉。人会活得不舒服,或者会闹病,甚至会要人的命。这就给了医生们一个指导,如果碰到这种情况,你应该怎么办?

梁冬：《黄帝内经》讲到这儿的时候就说"恶气不发",什么意思?

▶ 给邪气以出路,人体才会健康。

徐文兵：天气本来是清净、光明的,这就相当于我们的身体里面有一种免疫和清洁系统。其实我们人体每天都在新陈代谢,在这个过程中,我们人体会产生一些废物。这些都是阴寒、污浊的东西。我曾经讲过,天气是清净的,地势是污浊的。这种污浊的东西,我们就叫"恶",它是需要被阳光、阳气推动,或者是像我们焚烧垃圾一样把它烧掉、化掉。另外一种方法就是排出来。与其关门打狗,不如围三缺一,给邪气以出路,这样的话人体才会健康。可是在"地气冒明"——天气不是那么阳光明媚的情况下,阴寒把阳气蒙蔽了,恶毒的东西就会留存在体内。

北方人习惯了干燥的气候,到了南方以后就会闹出很多病,所以曹操当年征吴——赤壁之战的时候,一个是被火烧,另外一个最大的问题是遇到了瘟疫。北方人不适应南方的气候,主要的原因就是南方的湿气、浊气很重。

另外，我印象很深的就是对越自卫反击战的时候，我们很多北方的战士在那坚守，结果大家都得一种通病叫什么？烂裆，就是那种恶气发不出来，结果就聚在自己最阴的那个部位。我们有个穴位叫会阴。什么叫"会阴"？

梁冬：就是所有的阴气汇聚在那里。

徐文兵：就到这儿来开会了。所以很多北方人到了南方后，就会出现阴囊湿疹、烂裆等症状，烂得有人脱皮都脱好几次。

梁冬：这时候拿一些艾灸去烧一会儿会比较好。

徐文兵：在当地专门有一种艾草或者是阳气比较旺的中草药，一般是艾灸，或者是用它煎煮以后敷在患有湿疹的地方。还有个办法叫"晒裆"，就是趁着太阳出来的时候，你啥药也不用，就躺那儿，脱得赤条条地去晒。

梁冬：四脚朝天！其实这也是一种自我保健的方法，我觉得很多朋友如果有机会的话，在家里面安全的地方，是可以对着阳光晒一晒的。

徐文兵：我在这里说的"恶气"，还只是一种浅表的湿浊，如果一个人在没有阳光照耀的情况下，阴寒、污浊的东西留在体内时间过长，或者留存的部位比较要害的话，会得很多类似肿瘤，甚至是癌症这样的大病。

我见过很多人，他们的生活方式貌似很健康，不抽烟、不喝酒，但是心情很压抑，活得很痛苦，这其实也是在制造恶气。我们经常说："我可出了一口恶气"，但那种恶气要是没发出来呢？先是一口恶气，再加点儿其他的阴寒物质，最后就长出来一个东西。这也叫"恶气不发"。所以扶阳派绝对有它的道理，你要扶阳派从根儿上论，绝对是"四气调神大论"第二段。你把这一段论出来，解释扶阳派做的所有的事情，

会阴，人体所有阴气汇集的地方。

都对。

　　梁冬：据说以前还有一种治疗方法叫"放血法"，定期放一点血，让"恶气"排出来，古代的西方也有放血疗法。

　　徐文兵：知道在什么时间、什么地点，在哪个穴位上放血，这是关键。如果你放错了，你就把你的神放出去了。为什么有的人一见血就昏过去了？因为神出去了，神就在血里呢。

　　梁冬：那为什么有些人见血不晕呢？

　　徐文兵：因为他体内的神气足啊，见血就晕的人特别容易受暗示，容易被煽动。

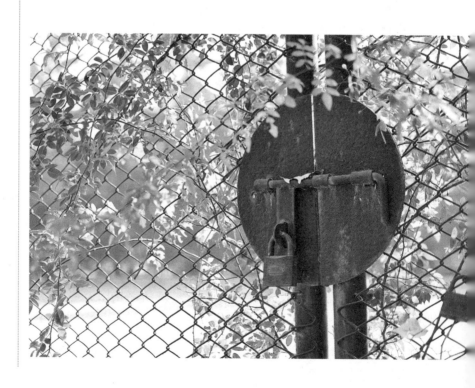

　　▶"恶气"分两种，在没有阳光照耀的情况下，阴寒、污浊的东西留在体内时间过长，就会生湿浊，这是一种浅表的"恶气"；不抽烟、不喝酒，但是心情很压抑，活得很痛苦，这其实也是在制造"恶气"。

压抑的心情，如同被锁住了心门，不仅活得痛苦，其实也是在制造恶气。

梁冬：那一般来说女青年很少有这种情况，要不然她们不得每个月晕一次？

徐文兵：她出的是恶血，而放血是把本来不应该出来的血给放出来了。

梁冬：我记得有个朋友说过："当你头疼得不行的时候，在指尖划一刀，放两滴血，头一下子就不晕了。"

徐文兵：放血是一个非常好的疗法，但我不常用。因为消毒不干净的话容易造成感染。很多东西如果稍微有点儿闪失，就会出问题，所以我不推荐。

◀ 为什么有的人一见血就昏过去了？因为神出去了；为什么有些人见血不晕呢？因为他体内的神气足啊，见血就晕的人特别容易受暗示，容易被煽动。

8. "风雨不节，白露不下，
则菀（wǎn）槁（gǎo）不荣"

该冷不冷，该热不热，人会出问题

梁冬：刚才讲到了"恶气不发"，下面是"风雨不节，白露不下，则菀槁不荣"。

徐文兵：应时而至、如约而至叫"节"。我们讲过二十四节气的变化，哪天春风拂面，哪天雨水、谷雨，这都有其变化规律的。"风雨不节"的意思就是说，该刮风的时候不刮风，六月天下起了雪，这就是要出问题了。

梁冬："白露不下，则菀槁不荣"，"菀槁"是什么意思？

▶ "菀槁"指植物。

徐文兵："白露不下"前面已讲过，"菀槁"指植物。有句诗叫"离离原上草，一岁一枯荣"，枯了就是凋谢了，颜色变黄了，变黑了。重新披绿、挂青了叫"荣"。"菀槁不荣"就是说在风雨不节、日月不明的摧残下，很多植物先死掉了，死掉以后，草食动物也就没了，紧跟着肉食动物也完蛋了。因为它们之间是个食物链。

梁冬：其实，我觉得这一段在某种程度上不仅仅说的是天地的变化，它讲的也是我们人体出现这种情况后的一系列反应。

▶ 进入秋天后，人体会像植物一样出现很多变化，会表现在末梢上，先掉头发，体毛、腋毛、阴毛都会掉。

徐文兵：进入秋天后，我们人体会像植物一样，很多变化会表现在末梢上，先掉头发，体毛、腋毛、阴毛都会掉。

梁冬：所以，有一天如果你发现自己的腋毛开始掉，那你要提醒自己，该注意身体了。

徐文兵：那绝对要出问题的，包括你一洗头发，大把大把地脱发时，赶紧去调整自己身体吧，别折腾了。

9. "贼风数（shuò）至，暴雨数起"

没有谁受得了"贼风""暴雨"的频频光临

梁冬：刚才讲到了"白露不下，则菀槁不荣"，接下来是"贼风数至，暴雨数起，天地四时不相保，与道相失"。

徐文兵：这一段讲的是天地的一种变态，不是有规律的变化，在"日月不明"的情况下，还会出现阴风、贼风。我们讲过"虚邪贼风，避之有时"，"避之有时"就是说，虚邪、贼风来的时候是有规律的。比如我们晚上睡着了，阳气收回到体内的时候，如果窗户没关严，贼会偷偷摸摸地进来。而在这种气候异常变化的状态下，贼风就会不知在什么时候就刮起来了，而且是频繁地来。什么是"数（shuò）至"，多次频繁地来。

中医号脉叫"数（shuò）脉"，心跳跳得非常快的时候，我们叫数脉，比数脉还快的叫疾脉。

什么叫"数脉"呢？正常成年人的心跳一般在每分钟 60～80 次。我们讲，一呼一吸之间要一息四至。如果低于60 次，那就叫"迟脉"，或者叫"缓脉"。如果过了 80 次，甚至到了 90、100 次，那就叫数脉，或者叫疾脉。这是自我衡量的一个标准。

"贼风数至"就是说这些贼风会频频地光顾你，频频被领导照顾还行，老被贼风照顾，那就受不了了。即使你是个健康的人，你也受不了"贼寇"老来袭扰你的边境，是吧？

梁冬："暴雨数起"这句话该怎么解释？

◀ 心跳如果低于60次，那就叫"迟脉"，或者叫"缓脉"。如果过了80次，甚至到了90、100次，那就叫数脉，或者叫疾脉。

◀ "贼风数至"就是说这些贼风会频频地光顾你，老被贼风照顾，身心肯定就受不了。

徐文兵：我们经常说，该下雨的时候要下雨。但这种雨是暴雨，就是短时间内大量下的雨，暴雨也属于阴寒的东西。而贼风虽然属阳性，但它跟身体的振动频率不一致，会影响到身体的很多运动、变化。比如说受了贼风以后，它会让你产生一种震颤，还会让你的某些部位产生麻痹感，所以有些人会出现面瘫，有些人则会出现面部神经或者嘴唇不自主地抽动等症状。

梁冬：有些老年人在睡觉的时候吹风扇，一醒来毛病就出现了。

徐文兵：这就是人造贼风惹的祸，我们前面讲的还不是人造贼风，是天然变化的一种贼风。

▶ 暴雨也属于阴寒的东西。

10. "天地四时不相保，与道相失，则未央绝灭。唯圣人从之，故身无奇病，万物不失，生气不竭"

环境再恶劣，人也有生存之道

徐文兵："天地四时不相保，与道相失"，这句话是对所有不正常气候变化的概括，就是天地四时变化不按照四季生长、收藏的变化规律走了，这时候很多人的健康状况就会受到影响。

什么叫"未央"？就是说生物的生长还没达到高峰就死掉了，夭折了。"央"是极点、顶点的意思。人、动物或是植物，有了生，还没长到头就死掉了，这叫"未央绝灭"。

梁冬：所以它叫"唯圣人从之，故身无奇病，万物不施，生气不竭。"

徐文兵：尽管生长的环境这么恶劣，但那些圣人"辨列星辰""逆从阴阳"，能够在不正常的气候变化中找到自己的平衡点。通过一些人为的因素，在这种剧烈的"折腾"中找到一种对身体有益的方式，以保持身体的稳定、健康。

梁冬：他们其实是有一种自我调节的机制和功能。

徐文兵：外面怎么变，他们能感应到，也跟着变，他们绝对不会说一根筋儿地生活。

梁冬："身无奇（jī）病"还是"身无奇（qí）病"啊？

徐文兵：奇。

梁冬：但是我这个版本是奇。

◀ 没长到头就死掉了，这叫"未央绝灭"。

◀ 圣人绝对不会一根筋儿地生活。

人的生命有时也要向一片树叶学习。

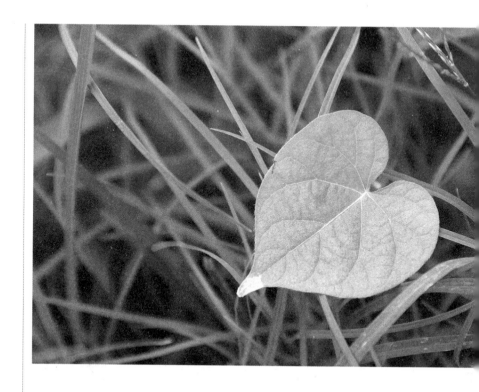

白话文最可恶的地方，就在于它老把一组近义词叠在一块儿用，最后闹得意思含混不清。

"苛"是细的意思，就是说分得很细、很小的那种条目。

徐文兵：错的。我们读书的时候是"身无苛病"。

我们经常说苛刻，那"苛刻"意思是什么？白话文最可恶的地方，就在于它老把一组近义词叠在一块儿用，最后闹得意思含混不清。我们理解"苛"的时候就容易理解成"刻板"的"刻"了，好像这人很刻薄的意思。

孔子说过一句话，叫"苛政猛于虎"，"苛"是什么意思？

真正的"苛"是细的意思，就是说分得很细、很小的那种条目。比如说，秦朝法家治国，你偷一袋谷子判什么刑，偷几颗瓜判什么刑都列得很细，这么治理国家就叫"苛政"。

梁冬：现在很多企业里面都列出了太多的管理条目。

徐文兵：公司应该是粗放式管理，比如说有种管理方式叫"目标管理"，最高的管理方式是不管，那是更高层次的管理。

所以，"苛疾不起"就是见微知著，见一叶而知秋。圣人能够及时捕捉到天地之间气的异常变化，然后根据这种变化去调整自己的生活。比如说，该有阳光而没有的时候，那我就在家里做做艾灸，或者点把火，睡睡火炕，这样我们的鼻子就不会堵住了。如果这会儿你还在那儿喝着冷饮、吃着冰棍儿，对不起，你的身体没毛病才怪。

梁冬：所以叫"和于阴阳"，"和"也就是"调和"。

徐文兵：我总在强调，要帮助大家恢复"知觉"。当你没有感觉的时候，你应该有知。当天不明、日月不明、地气者冒明，阴寒太重的时候，那你就得用点儿辛温散热的东西来保护身上的这一团阳气。

梁冬：这也是一种中庸之道，就是说寒的时候，你要努力让身体暖和一点；热的时候，你就要努力让身体凉一点，达成中和。

徐文兵：中医其实就是一门调和的学问。

◁ 公司应该是粗放式管理，比如说有种管理方式叫"目标管理"，有的管理方式是不管，那是更高层次的管理。

◁ 圣人能够及时捕捉到天地之间气的异常变化，然后根据这种变化去调整自己的生活。

11.天气反常，人不能反常

梁冬：本来春、夏、秋、冬的气候变化，日升月落都是有规律的。但很多时候大自然不是这样的，比如说，夏天不热，出现了冬天的气候现象，秋天不凉还像夏天一样炎热等等，这时候我们该如何对应？

徐文兵：非典那年，那是湿土特别重的一年。一般来说，北京每年的春天都有沙尘暴，但那年一点儿沙尘暴也没有，当时我们还暗自高兴，没想到湿气就来了。湿气来了以后，患有非典的人都住在医院的地下室，空气不流通，而且地下室一天里要洒几遍消毒水，闹得湿气更重。但是北京那么多跟非典患者亲密接触的出租车司机，没一个得非典的，为什么？因为他们开车的时候窗户开着，吹着风的。那会儿正是春夏之交的时候，老吹着风，风能胜湿。所以，在湿气、浊气特别重的时候，你就把风气引进来；而到了阴寒特别重的时候，你就把阳气引进来。要知道五行是个轮回，它们之间是相生相克的。如果你有这种"知"，那你就能处理这些问题。如果你无"知"，那你最好有"觉"，在湿气特别重的时候，注意吃点儿辛香、发散的食物。

梁冬：如何化湿？您能不能给我们一点建议？

徐文兵：少吃过于甜和油腻的东西。另外，吃饭的时候多放点儿紫苏叶，如果你要出去旅游，吃海鲜的话，带瓶藿香正气水，这些都是比较好的化湿气的东西。出去的时候，兜里最好装几瓣蒜，"装蒜，装蒜"就是这么来的。

▶ 北京那么多跟非典患者亲密接触的出租车司机，没一个得非典的，为什么？

▶ 在湿气、浊气特别重的时候，你就把风气引进来；而到了阴寒特别重的时候，你就把阳气引进来。

梁冬："装蒜"是怎么回事？

徐文兵：古代有种服气疗法，就是把那些带有气味的药装在身上去避邪、避秽。除此之外，它还能振奋我们身体里的阳气。你吃蒜，怕别人闻着味儿不好，那你可以装瓣蒜在兜里，效果也差不多。所以，"装蒜"是中医里的一种治疗方法。

梁冬：装蒜怎么装？

徐文兵：装兜里不就完了？

梁冬：那要把蒜剥开吗？

徐文兵：剥开，要不剥开，它就没那个味儿。

梁冬：那能不能把它捣碎了贴在肚脐或是别的地方？

徐文兵：但那样的话，效果就比较"狠"，容易刺激皮肤长出来一些水泡，所以一般我不提倡。

像青菜一般都偏寒，所以炒菜的时候，我建议大家最好用蒜蓉去炒。先放些蒜末进锅里，煸炒出蒜的香味儿后，再把菜放进去，这样也能化湿气。

◀ "装蒜"是中医里的一种治疗方法。

人一旦大病一场后，就会大彻大悟，开始对自己以前的所作所为有所忏悔。

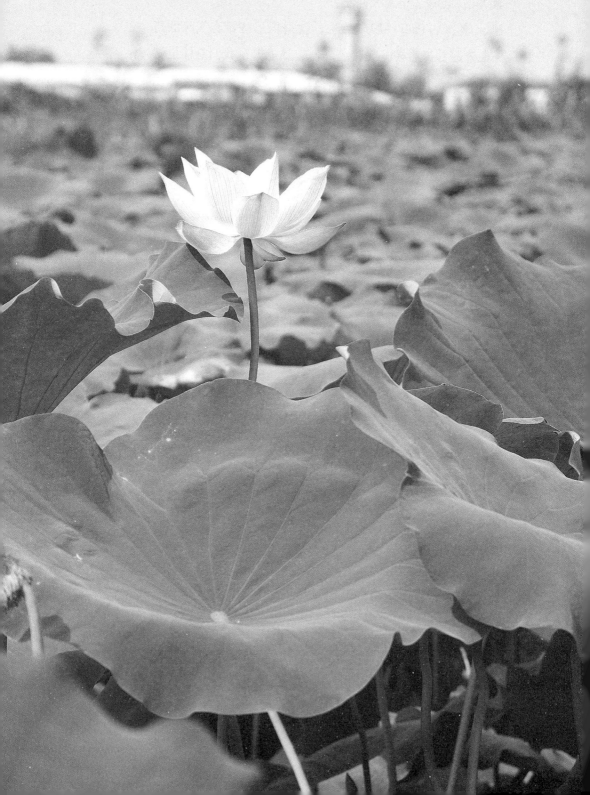

第七章
生病是人生觉悟的过程

有些人是"顺毛驴"，顺着毛捋，他就给干活儿。如果你呛着一捋，他就炮蹶子。对天地的变化，我们也要顺着，跟着它走，因为胳膊拧不过大腿。

人一旦大病一场后，就会大彻大悟，开始对自己以前的所作所为有所忏悔，这是一个觉悟的过程。

有坏情绪、不良情感、思想，都是因为肉身出毛病了。

经文：

逆春气，则少阳不生，肝气内变；逆夏气，则太阳不长，心气内洞；逆秋气，则太阴不收，肺气焦满；逆冬气，则少阴不藏，肾气独沉。

1. 得意要忘形

梁冬：前面是比较难讲的一段。请问您现在有什么心得想跟大家分享吗？

徐文兵：上一段确实比较难讲。因为第一，这一段里有错简，把别的地方的话接到这儿来了；另外，它有漏字，有脱落字，所以我们只能结合着《易经》里的"天行健"等一些话来互相参照。

道家的思想是这样，叫"得意忘形"，就是文字和话传达的都是一种真实的意思，意思到了，可以不在乎用的是英文、甲骨文还是其他什么文。"得意要忘形"，不要注重它的形式。关键是你要沉浸到那个氛围当中去，确实跟古人的思想产生共鸣，能体会到他的意，这也是我们读《黄帝内经》时的一个方法和诀窍。就是说，如果你碰到有些字确实解释不了，那就不要解释，跳过去。

比如说，有句话叫"天明则日月不明"，这明显就是一句错话。但后来有人说这里的"明"相当于萌芽的"萌"，这就等于是歪批三国，是牵强附会。这就说明这一段有漏字脱简，我们给它订正了。但是，我们的学习还有个否定的过程，你可能认为古人的这句话说错了，但没准十年过后，你觉得不是古人错了，而是我们理解力不够，又把自己给否定了，这就是个进步。所以，"故书不厌百回读，熟读深思子自知"，《黄帝内经》就是要反复读。

很多朋友在博客上问我一些问题，我现在真的不能一一作答，但我把一些类似的，大家都关心的问题统一做一个答

◀ 读《黄帝内经》时，如果你碰到有些字确实解释不了，那就不要解释，跳过去。

◀ "故书不厌百回读，熟读深思子自知"，《黄帝内经》就是要反复读。

复。像关于失精的问题，《黄帝内经·素问》中的"上古天真论"说："精神内守，病安从来。"很多肾气不固的人就有遗精、遗尿的现象。还有的小男生误交损友，从小就学会了把玩自己的生殖器，喜欢手淫，而且一发不可收拾。他们到了这种地步就会上瘾，跟吸毒一样。吸毒也是一种病态的需求，是在追求一种快感，而靠自己的意志不能控制。

很多人说别人吸毒是因为意志不坚定，而我思想很坚定，便想跃跃欲试，"来，我也试试吧，我就给你们做个示范，我可以戒掉。"结果一吸就完蛋了。

所以，大家一定要把手淫看成是一种疾病，一种身心疾病。因为手淫是先伤自己的精，然后影响到了自己的气，最后黯然神伤，让自己产生自卑、自责、负疚等一系列不良的情绪。有些人做的时候控制不住，事后又懊悔。这时你要把它当成一种症状去看，去找医生，特别要是找那些认为精是宝贵的中医大夫。

梁冬：有什么办法吗？

徐文兵：当然有。我们说先去心火。精越弱，体内的"水"好像漏干了，"火苗"就显得越旺。越是精不足的人，他越压不住火，表现在外就是性欲亢奋，冲动越强。相反，那些精足的人，这方面反而不是那么强烈，很淡。比如说，他有这个需要、欲望，他也能做，但他不会老小火苗"噗噗"直冒。

精不足的人，可用一些滋补肾阴，用水去克火的方法来调治。先把它敛回来，收住、补住。"漏洞"补好后，再去吃一些血肉有情之品，或者用一些补肾、益肾的药。因为这些男孩子都是正值二八一十六到三八二十四这个阶段，正是生长、发育的一个高峰期，即使他得一些病也容易恢复。你要是七老八十、五六十岁还伤了精的话……

> ▶ 一定要把手淫看成是一种疾病，一种身心疾病。因为手淫是先伤自己的精，然后是气，最后让自己产生自卑、自责、负疚等一系列不良的情绪。

> ▶ 越是精不足的人，他越压不住火，表现在外就是性欲亢奋，冲动越强。

梁冬：估计七老八十的人也没这瘾了。

徐文兵：七老八十也有漏的，也有肾虚、脑萎缩等症状，远的事忘不了，现在的事又记不住。我有一些朋友听完《黄帝内经》的课以后，对中医特别神往、向往，说想拜师学艺。我就建议大家先去读一些相关的书，细水长流地把《黄帝内经》给消化了，然后缘分到了，你的老师自然会出现。

中医有个特点，不是学生找老师，而是老师上赶着追学生，说："求求你啦，快跟我学医吧。"因为一个学生的根器、悟性、素质决定了他能不能学中医，能不能学好。所以，大家慢慢地学着正心、诚意、修身，你自己先慢慢做着这三步，机会自然会来。

◀ 中医有个特点，不是学生找老师，而是老师上赶着追学生，说："求求你啦，快跟我学医吧。"

2. "逆春气，则少阳不生，肝气内变"

春天不生，肝胆受损

徐文兵：前面的第一大段，我们讲了应该怎样随着四季的变化去养生、养长、养收、养藏；讲的是老天爷在不正常的情况下会给我们带来什么危害；还有，即便是在时令不正、节气不好，比如说"地气者冒明""白露不下""交通不表"的状态下，那些掌握了天地变化规律的人照样不得病。就是说即使天气有大的异常波动，只要你懂得养生之道，身体也照样没事。

最后一段说的是天气没变化，还是春、夏、秋、冬正常地四季交替，但你做了一些违背天道的事儿，也容易伤害到自己的脏腑，容易出现一些疾和病。

梁冬：所以说，人的主观能动性还是很重要的。

徐文兵：有些人是"顺毛驴"，顺着毛捋，他就给干活儿。如果你呛着一捋，他就尥蹶子。对天地的变化，我们也要顺着，跟着它走，因为胳膊拧不过大腿。

将来，我要把病人对自己的病史描述集结成一本书，起个书名就叫《我是怎么伤害我自己的》。

人一旦大病一场后，就会大彻大悟，开始对自己以前的所作所为有所忏悔，这是一个觉悟的过程。你把这些病了以后的人写的东西记录下来，对其他人来说其实是个警醒。

梁冬："逆春气，则少阳不生，肝气内变"。春天是生发的季节，那做什么事是逆春气的呢？

▶ 对天地的变化，我们要顺着，跟着它走，因为胳膊拧不过大腿。

▶ 人一旦大病一场后，就会大彻大悟，开始对自己以前的所作所为有所忏悔，这是一个觉悟的过程。

徐文兵：在春天，如果你杀气腾腾的，那就是逆春气的表现。春天是阳气回升，天气渐暖，地气上升的时候，整个人的阳气是蒸腾的。如果你全身怕冷、变凉了，那就要注意了。

为什么要春捂？为什么种子种在地里要覆盖地膜？这其实是给那些在春天发芽的蔬菜、植物穿一件"保暖内衣"，以防来个倒春寒，刚发芽的植物、蔬菜一下全冻死了。

据说，北京过了清明就不会有太凉的寒气来临了。有一年清明节过后，我就把办公室里养的那棵大橘子树和昙花给挪到院外，让它们接受自然之气。结果搬出去的第二天，天气就变冷了。

在春天，我们要鼓励生，鼓励长，要温暖，不要着凉。除了这些，我们还要吃什么？

梁冬：要吃有助于肝气生发的食物。

徐文兵：春天是主生发的，所以要吃辛辣或是辛凉、发

▶ 在春天，如果你杀气腾腾的，那就是逆春气的表现。

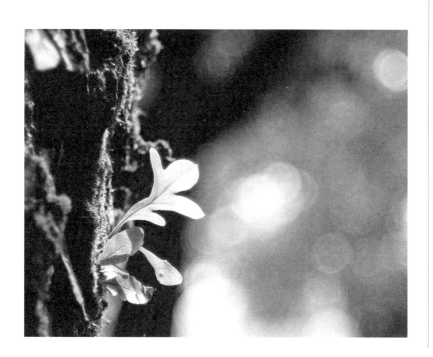

春天是生发的季节，我们要鼓励生，鼓励长，做一个身体和心灵都温暖的人。

▶ 春天是主生发的，要吃辛辣或是辛凉、发散的食物，不要吃酸的，也不要喝原本应该是秋天喝的果汁。不应该过于开放，过于激烈地去奔跑。

散的食物，不要吃酸的，也不要喝原本应该是秋天喝的果汁。春天不是喝果汁的季节，秋天才是。都说早喝一杯果汁，晚上再喝一杯果汁有益健康。我说这得看是什么季节。春天是阳气刚刚来临、生发的时候，我们在这个时候不应该过于开放，过于激烈地去奔跑。《黄帝内经》说春天要"广步于庭"，而不是到雪地里去撒野。你要那么做就叫"逆春气"，结果就是压抑了肝胆的生发之气。

梁冬：就是少阳。

徐文兵：什么叫"少阳"？

梁冬：少阳胆经啊。

▶ "少阳"，代指足少阳胆经。

徐文兵：我们在讲"上古天真论"的时候说过"阳明脉衰，面始焦，发始堕"，然后是"三阳脉衰于上，面皆焦，发始白"。这个"阳"是指我们的六腑。"阳"又是什么意思呢？跟外面有接触的，向外面沟通开放的叫"阳"；而深藏在里面，大门不出，二门不迈的，叫"阴"，也叫"脏"。所以，"少阳"是六腑里面的一个名词。还有，任何事物都可以分成阴和阳，但阴阳里面还可以再分仨。

▶ "阳"指人的六腑，是跟外面有接触、向外面沟通开放的；"阴"也叫"脏"。

阳气里面，分阳中之阳，比如说像梁冬这样永远阳光灿烂，充满活力的人，叫"太阳"。中间叫少阳，《黄帝内经》讲"少阳为枢"，什么叫"枢"？

梁冬：变化之机。

徐文兵：就是开门的门轴，它控制着门的开合。打开了就是太阳，合住了就是太阴。少阳在体表循行的路线在哪儿？中间。前面腹部、胸腹为阴，后背为阳。少阳就在人体的两侧，这叫"枢"，正好是个门轴。

那阳气里边偏弱的，有点娘娘腔的叫"阳明"。早晨太阳刚刚升起的时候，天亮了，但是还很冷，那叫阳明；"太阳"

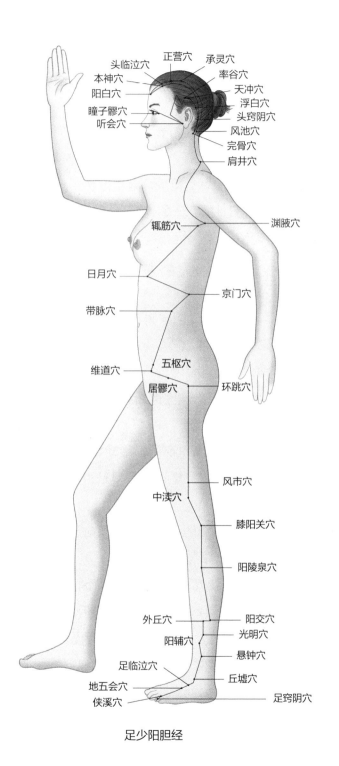

"少阳为枢"，"枢"是开门的门轴，它控制着门的开合。打开了就是太阳，合住了就是太阴。

头临泣穴
正营穴
承灵穴
本神穴
率谷穴
阳白穴
天冲穴
瞳子髎穴
浮白穴
听会穴
头窍阴穴
风池穴
完骨穴
肩井穴

辄筋穴
渊腋穴

日月穴
京门穴

带脉穴

维道穴
五枢穴
居髎穴
环跳穴

风市穴

中渎穴

膝阳关穴

阳陵泉穴

外丘穴
阳交穴
阳辅穴
光明穴
悬钟穴
足临泣穴
丘墟穴
地五会穴
侠溪穴
足窍阴穴

足少阳胆经

是正午过后，午后的烈日；"少阳"就是快到夜半了，大概是晚上的九点到一点。尽管天黑了，但白天的余温还在。所以，"少阳"代指足少阳胆经。

中医认为，肝和胆互为表里，就是说它们是 partner，一个在里面藏着，另一个在外面代言。谁出头露面呢？大家见到的是胆，其实它的背后是肝。有个成语叫"肝胆相照"，胆储存的是胆汁，胆汁哪儿来的？肝分泌的。

梁冬：为什么胆在外面？

徐文兵：你从嘴里面伸进去一个钩子，能够捅到胆。因为十二指肠有个分泌胆汁的出口，出口处有块肌肉叫"奥狄氏括约肌"，它收紧的时候，胆汁在里面藏着。当你一吃肉，或是吃点油腻的东西时，它马上就开始分泌里面储存的胆汁，干吗？去帮助你消化这些肉。

梁冬：那我们平常吃完肉后如果不消化，吃点儿苦的东西会有好处吗？

徐文兵：有！中医里面的很多动物药，比如说蛇胆、熊胆，还有牛黄、马宝、猴枣，这些都是用动物体内的胆结石，或者是它们的胆汁提炼出来的，都是药物。当你胆汁分泌不够的时候，我们可以借助一些外力来暂时缓解你身体的症状。这就是我们讲的"少阳"。

但如果你"逆春气"的话，就活活把少阳给压抑住了。胆如果亢奋，就会不停地分泌胆汁，最后能把你的胃肠都给消化掉。很多人都得过一种病，叫"胆汁返流"。

胆的开口本来是向着十二指肠的，然后到小肠。而小肠是一个化食物的地方，我们吃进去的肉就是在这里给化掉的。胃是由平滑肌构成的，如果分泌的胆汁返流到胃，结果就把胃壁给腐蚀了，慢慢地，我们就会得糜烂性胃炎，或者是胃溃疡，甚至会出现化脓的现象。

梁冬：那什么时候会出现倒逆的情况呢？

徐文兵：倒逆就是因为人体内的胆气过亢。

梁冬：艺高人胆大。

徐文兵：表现在外就是每天早晨起来觉得口苦。这个苦味儿是哪儿来的？自己的胆汁返流上来。还有很多人会呕吐，吐得胆汁都出来了。这些人不是因为"逆春气"，而是宣发得有点儿过度了。另外，胆气不生的人是极度压抑的人，小荷本来才露尖尖角，结果一下就被人"咔嚓"掉，生发不出来了。有一句歌词叫"我是一只小小鸟，没想到飞上枝头以后却成了猎人的目标"，被射杀了。

所以，在生机萌发，气血萌动的春天，我们切忌将生机、气血扼杀在摇篮中。如果做了"逆春气"的事儿，你的胆功能就会衰退。

梁冬：春天的时候，公司是不是不应该裁员呢？

徐文兵：如果是迫不得已，你也要讲究方式。都说打人不打脸，骂人不揭短。你可以尽量在意识层面上把这件事儿很理性地解决。船要沉了，要不大家一起沉，要不谁能先逃生，就先逃生。道理大家都明白，所以一定要给被裁的人留足面子。

我知道有些仁义的老板到裁员的时候，会给员工发"N+1"的薪水。什么叫"N+1"？就是你在我这儿工作了5年，我给你"5+1"，即6个月的薪水，然后再给你介绍一个下家，这样就不伤人心。

什么叫"不伤心"？其实是不伤他的神。因为精气神是鼓动人生机的东西。这样的话不伤人，还会成为朋友，当你落难的时候，以前为你工作过的人没准儿还会来救你。我看

◀ 在生机萌发，气血萌动的春天，我们切忌将生机、气血扼杀在摇篮中。如果做了"逆春气"的事儿，你的胆功能就会衰退。

◀ 春天的时候，公司应该尽量少裁员。

◀ "不伤心"，就是不伤他的神。

很多人是又失人又失心。本来是挺好的合作者，最后就翻脸，甚至是反目成仇。

梁冬：什么叫"肝气内变"。为什么会"肝气内变"呢？

徐文兵：这就是我们说的"表里"问题。任何疾病的发生、发展都有一个由表及里、由外及内的过程。人要得病的话，比如说得肝胆病，他是先得胆病，也就是外在的、露在外面的器官会先病。等它病得实在不行了，就会伤及到里面。就是先有腑病，再有脏病，是这么一个过程。所以《黄帝内

▶ 任何疾病的发生、发展都有一个由表及里、由外及内的过程，就是先有腑病，再有脏病。

春天不好好生，会伤肝、伤胆，人也将飘摇不定。

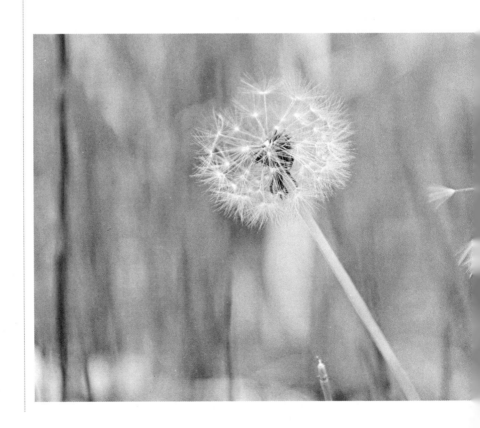

218

经》说："逆春气，则少阳不生，肝气内变"。

另外，胆气被压抑以后，胆汁分泌不畅，人就会得胆结石。为什么？因为胆里面本来是储存着胆汁的。但当胆汁需要被排到消化道去消化食物的时候，人突然用意识或者是用强大的压力，包括生气，把它给控制住了，不让它排出去。我们说"恨由心头起，恶向胆边生"，人在发怒的时候，肝其实是在突然高强度地工作，并释放血糖。

西医讲肝是一个储存能量的器官，我们讲肝藏血，平时你要是不动，"雄兔脚扑朔、雌兔眼迷离"，那肝这儿藏着血；当我们的身体特别需要，突然要救火、要打架的时候，肝就会把血输送到全身的各个部位，这时人会搬动在以前根本不可能搬动的东西。为什么？因为你有了额外的气血。当肝工作的时候，胆汁分泌也开始旺盛起来，这时候会发现人在发怒的时候，胆子变大了。

梁冬：所以说"胆大妄为"嘛。

徐文兵："胆大妄为"就是胆里的胆汁变得充盈起来了。所以有一些无良的人为了取熊胆汁，就把熊关到笼子里，然后给它做"胆管引流"的手术，接根管子到它的胆里面，然后在管子的另一端挂个瓶。当熊分泌胆汁的时候，胆汁就沿着管儿流到了瓶里。这样他就不用"杀鸡取卵"了，以前他们是杀一头熊取一个胆，现在他们可以源源不断地制造熊胆汁。在取胆汁之前，他们还要先去激怒熊，熊一生气，肝就分泌胆汁，然后胆汁流到那管里，接满了，他就拿去卖钱。

梁冬：太恶劣啦！心地太狠毒了！

徐文兵：如果你生气了，肝就会分泌胆汁，但是胆汁憋在胆里面不能出来。

梁冬：胆汁怎么憋着不出来呢？

◁ 人在发怒的时候，肝其实是在突然高强度地工作，并释放血糖。胆子也会变大。

219

徐文兵：因为你在压抑自己的怒气呀！我生气，本来要打你，如果打了，心头的怒气就泄掉了。但如果我不打你，气就憋在了心里。

患有胆结石的人，往往都是隐忍不发的人，是好人，他不愿意伤害别人，最后就伤到了自己。所以胆如果不分泌胆汁，长期在那儿沉淀，就形成了结石。先表现为胆结石，结石累积多了，胆管内就出现了结石，甚至肝管内也会出现。这就是压抑太过了，由胆伤到了肝。

除了得胆结石、胆囊息肉，有些人甚至还会得胆萎缩。

梁冬：为什么胆又萎缩了呢？

徐文兵：萎缩就是被压抑了。相反的结果就是胆囊炎。胆突然被感染了，接着就会出现高热、呕吐、黄疸等现象，这是另一个极端，是阳性的极端。阴性的极端就是慢慢地形成一种结石、息肉，最后自己萎缩，这就是怒气被压抑的结果。

有个成语叫"肝胆相照"，兵法里边有一个用兵之策叫"李代桃僵"。肝能把分泌的胆汁储存到胆里面，同样也会把一些毒素排到胆里面。如果胆在，那肝里面的垃圾、病毒就有一个排泄渠道，有个出口，这样就能保证肝的健康。

> ▶ 患有胆结石的人，往往都是隐忍不发的人，是好人，他不愿意伤害别人，最后就伤到了自己。

3. 人活一辈子，长短和质量真的取决于春天

徐文兵：如果很多肝病患者的胆还在，那他就有一个排泄渠道，有个出口，这样的话就能保护肝。肝和胆谁重要？切了胆，只要肝还在，人就还能活。肝没了，人基本上就不能存活了。有胆在，肝幸存的几率就会更大，所以说它们俩是互相照应的，而且有时候胆起了保护肝的作用。

在古代没有冰箱，那屠户卖猪肝，怎么卖？他在没人买之前，就在猪肝上带着苦胆，等买家说了"我要这块儿肝"后，屠户才把胆切了，才给你秤猪肝。这时候你拿着猪肝回家炖汤，或者是熘肝尖儿，很新鲜。但是如果你早早地把胆给切掉，那猪肝就少了保鲜措施。

梁冬：然后肝就会变味儿。

徐文兵：所以有充盈着胆汁的胆在，它就对肝起到了保护作用。中医发现用人的胆汁或者动物的胆汁，来治疗一些严重的肝坏死就有效果，这其实是对肝起到一个解毒和脱毒的作用。所以，我建议大家轻易不要做胆切除手术。

我不反对现代科学，比如说，如果你感染了急性胆囊炎，就容易昏迷、发高烧，甚至会引发腹膜炎，到这个时候，你再不切，那就要命了，"两害相权取其轻"，我不反对。但一般来讲，如果你能把胆保住，能不切，你还是不要切的好。切了以后，容易得肝管内结石，又容易伤肝，所以我们轻易不要伤自己的胆。

◀ 切了胆，只要肝还在，人就还能活。肝没了，人基本上就不能存活了。

梁冬：胆是解毒的吗？

徐文兵：它是以毒攻毒。胆本身寒气很重，所以当你体内有热毒的时候，蛇胆、熊胆，包括牛黄，都是非常好的清热解毒药。

梁冬：因为它们都苦嘛。

徐文兵：苦寒。苦的东西里也有苦温的，比如说馒头片儿烤焦了就是苦温的。所以胆汁本身是一种很好的药，《伤寒论》里面就记载了，白通加猪胆汁汤的方子对治疗危重症心衰的病人很有效。以前给人灌肠，就是给人通大便，其中有个方法就是用胆汁来通。胆汁有个作用就是能促进肠道的蠕动。既然你身体每天都在分泌这么好的一味药，你干吗要活活地把它切掉呢？

梁冬：那平常我们怎么去保护自己的胆呢？

徐文兵：你不要逆春气，不要压抑自己的胆气。吴清忠曾提出过一招三式，敲胆经。人有十二条经，为什么就独独要敲胆经呢？人体有十二个脏腑，《黄帝内经》说凡十一脏皆取决于胆，所以我们平时要多敲敲胆经，护理好我们的胆。

俗话说："一年之计在于春"，人活这一辈子，长短和质量真的取决于春天。胆的功能衰弱以后，就好像门的轴儿坏了。该关门的时候关不严；该敞开门的时候，它又打不开。收放都不自如。

梁冬：以前都说"胆大妄为"，那是不是意味着人的胆比较大的时候，做事情就会比较决断一点？

徐文兵：对，胆主决断。两只狗打架，往往是体形较小的狗把胖大、魁梧的狗吓得直躲，这是一种气势。中医在解剖的时候，他也看患者的脏腑器官，但他们更关注背后的能量。有的人确实胆大，比如说姜维就胆大如鸡卵，他的谋略、

▶ 人有十二条经，为什么就独独要敲胆经呢？《黄帝内经》有一句话——"十一脏皆取决于胆"。

▶ 人活这一辈子，长短和质量真的取决于春天。

222

决断力就很强。不过有些人的胆不见得有那么大，但他的决断力依然很好。

这就说明胆分泌、排泄胆汁的功能越强，这人就越厉害。凡是做武将的，他的胆功能基本上都很好。我们讲"肝胆开窍于目"，做武将的很少有戴眼镜的，或者说眼睛近视的。战场上是瞬息万变的，战机稍纵即逝，所以你需要马上就做决定。像我这种戴眼镜的人，是往左打，还是往右打；是往前攻，还是往回撤，往往犹豫半天还是拿不定主意，结果是主意还没拿定，敌人就攻上来了。这就像那头驴的故事一样，左边一堆草、右边一堆草，驴就在那儿想：这到底该吃哪堆草？最后这头驴饿死了。这就说明这头驴的胆不行，需要多敲胆经。

梁冬：所以，"逆春气则少阳不生，肝气内变"。

徐文兵：胆切除以后，人体就会存在一个问题，也就是说一次不能吃很多肉了。在平时，胆储存的胆汁量足够消化掉我们突然吃一顿烤肉、一顿大餐的量。但是如果你没有了胆以后，你就缺少了这种缓冲，这种时候再突然吃一次大餐，就会吃得自己上吐下泻。你只能缓慢地，少食多餐。

另外，肝气内变的话，首先伤到的是我们的胆，接下来才会伤肝。现在很多人有肝病，有些人患了脂肪肝，有些人的肝内出现了血管瘤，还有些人的肝感染了炎症，患了甲肝、乙肝、丙肝，甚至还有人得了肝硬化，出现了肝癌。这些毛病的根源在哪儿呢？

梁冬：都来自于胆。

徐文兵：对。你想想，任何疾病，包括癌症，都不是一天就能长成的，它是一个无中生有、由气变成有形，然后凝聚成形的过程。而且任何疾病都有个由表及里、由腑至脏的

> 如果胆分泌、排泄胆汁的功能越强，这人就越厉害。凡是做武将的，他的胆功能基本上都很好。

> 有些人患了脂肪肝，有些人的肝内出现了血管瘤，还有些人的肝感染了炎症，患了甲肝、乙肝、丙肝，甚至还有人得了肝硬化，出现了肝癌。这些毛病的根源都来自于胆。

发展过程。所以，高明的大夫绝对是由浅知深，由表知里，见微知著，然后把疾病扼杀在萌芽、摇篮里。而且高明的大夫能把你的脏病"李代桃僵"，引到腑上来。本来是肝上长了个东西，结果导致胆出现了溃烂，或是其他的一些问题，最后就让它泄掉了。

"李代桃僵"就是说本来是髓病，你把它转移到骨上；本来是骨病，你把它转移到筋上。其实，这就是将深的病根儿拔出来的一个过程。但这样会有个什么问题呢？春天本来是

万事都有一个『度』，平日不懂节制，把自己掏空了，终有一天连眼泪也会干涸。

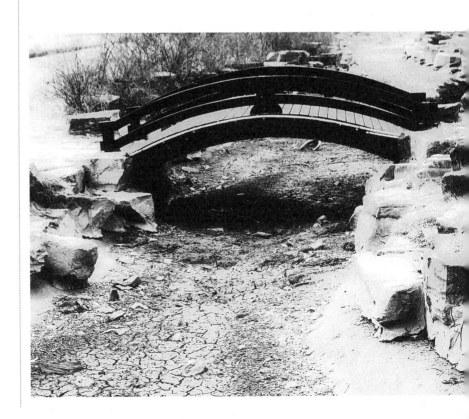

生发的季节，结果有些人生发过头了，把自己那点儿底子都给掏空了。比如说胆汁压制不住地往外排，但有些人整天在透支自己的胆汁，有点儿就用，这些人都嗜食辛辣、肥腻食物，吃饭的时候离不了辣的，离不开肉。一吃辛辣的食物，肝胆之气就被鼓舞出来了，胆就开始充分地工作，然后排胆汁，你再适时地吃点儿肉，胆又需要分泌胆汁把肉消化掉。再加上现在的人经常熬夜，体内整天阳气过多，阴气太少，这些人就过度消耗了自己的肝、胆，出现了资源枯竭的症状。

梁冬：什么地方的资源枯竭了？

徐文兵：胆本来应该藏胆汁的，最后它干了。到该用的时候，它没了。这些人慢慢地就会出现一系列干燥的症状，开始觉得眼睛流不出眼泪了、眼干了。慢慢地觉得鼻子也干了，嘴也干了，最后还会出现胆结石，就是胆里面出现了多余的东西。甚至是肝胆开始出现萎缩，这些人需要滋阴，最好不要再吃辛辣、发散的食物，每天早点儿睡觉。养胆的时间正好是子时，也就是十一点到一点，记住，是当地时间。

春天本来是生发的季节，结果有些人生发过头了，把自己那点儿底子都给掏空了。这些人慢慢地就开始觉得眼睛流不出眼泪了、眼干了；觉得鼻子也干了，嘴也干了，最后还会出现胆结石，甚至是肝胆开始出现萎缩。

4. 睡觉最养肝

▶ 如果眼睛干涩,鼻子、嘴巴都干了,就不要吃辛辣的食物,吃"望梅止渴"的那个梅。

徐文兵:如果你出现了比如说眼睛干涩,鼻子、嘴巴都干了这些症状,辛辣的食物就不要吃。那吃什么呢?

梁冬:酸一点的东西呀。

徐文兵:对,这种人就该吃"望梅止渴"的那个梅。中医里有个方子叫"乌梅丸",是很有名的救命药,也是中医救急症的一个方剂。腊梅还在严冬的时候就开始绽放了。青梅也是在春夏之交或是夏初就开始结果了。

▶ 喝酒的时候为什么要加点儿话梅?

我们常说青梅煮酒论英雄,喝酒的时候为什么要加点儿话梅?其实这是用青梅的酸来收敛、平衡一下酒的辛散之性。好朋友来了,你就能多喝几口。平常吃辛散的食物太过,吃肉太多了,把自己体内的那点儿阴精消耗得过头的人,就应该适时地喝一点儿乌梅汤。

梁冬:喝点儿醋行吗?

▶ 很多抑郁症、失眠症患者都有一个特别明显的症状:睡到半夜两三点就醒来,再也睡不回去了。

徐文兵:喝点儿醋也行,不过最滋阴的还是酸梅汤,如果能加点儿其他的中药,比如说玫瑰花,再加点儿冰糖炖一炖,非常适合现在喝。我治疗过的很多抑郁症、失眠症患者,他们都有一个特别明显的症状,不是睡不着,而是早醒。睡到半夜两三点就醒来,再也睡不回去了。

▶ "人卧则血归于肝"。

我们说肝是藏魂的,"人卧则血归于肝"。如果少阳被伤了,你又伤到了肝,那肝就什么都收敛不住了。你老拿发散的食物,比如说麻辣小龙虾、香辣蟹、干锅鱼等,整天都吃这些食物来刺激食欲、提胃口。这时候就得吃点儿酸性、收敛的东西，让肝血、阴精藏一藏，这个方法正好跟胆结石的治疗方法是相反的。

我是反对食品乱用添加剂的，我现在就有个疑问：任何食品被包装后都存在保鲜的问题。我们都知道，家里的冰箱低温运行那么一两天，放在冰箱里的食物都要坏，即使你放一碗清水在里边也会变馊，那食品怎么解决保鲜的问题？

所以我建议大家最好去吃新鲜的东西，不要吃那种固定包装的东西。

梁冬：奢侈一点是自己回家熬酸梅汤。

徐文兵：对了，何乐而不为呀！

如果老拿发散的食物，比如说麻辣小龙虾、香辣蟹、干锅鱼等来刺激食欲、提胃口。那就得吃点儿酸性、收敛的东西，让肝血、阴精藏一藏。

建议大家最好去吃新鲜的东西，不要吃那种固定包装的东西。

5. 严于律己的人往往会生大病

梁冬："逆春气，则少阳不生，肝气内变"里的"变"有点意思。

徐文兵：这种"变"说出了人体里很多不正常的变化。肝纤维化，肝里面出现了肿瘤，这都是变，而且都是不正常的。

梁冬：那很多患有肝病的人如果要治疗的话，最好从春天开始。

徐文兵：对。以前我们说到了近视眼的问题，如果到了非得做手术不可的地步，那什么时候做效果最好？等到肝气特别旺盛的时候去做。你别等到秋天杀伐之气起来了，再在眼角膜上划一刀。有的网友追着问我，近视眼的矫正手术到底应不应该做。我说实践是检验真理的唯一标准，如果你肝胆的气血确实充盈，那可以做。但是如果你信奉自然的养生之道，那就戴副眼镜吧，还能显得有点儿学问。

还有，在夏天心火最旺，心对应什么？小肠，它又叫手太阳小肠经。"太阳"就代指小肠。我们经常说"心肠要热"，指的是什么？

梁冬：就是心和小肠。有些人心肠很硬，很无情的样子，实际上他是病人。

徐文兵：对，其实他表现出来的那种情绪、情感就让人觉得这人很冷血，心如铁石。我告诉你，我治的病人里面真有心如铁石的。什么感觉？针都扎不进去，针都扎歪了。有

> ▶ 心肠要热、要软，这是健康的表现。有些人心肠很硬，很无情，实际上他是病人。

时候，我跟病人开玩笑说："您这是修炼了多少年才修炼成这样？"

那些克己复礼、严于律己的人，把很多不好的情绪、情感深深埋在心里，形成了一个个结，时间长了，就变成了一个个隐患，最后爆发出一场大病。很多人为什么到最后会痛不欲生，要寻求安乐死？这其实都是他这一辈子积攒下来的负面信息和能量形成了有形的物质，然后变成一种深刻的，彻骨的痛，折磨得他痛不欲生。

梁冬：所以人还是别太扭曲自己。

徐文兵：要得善终的话，就要气脉常通、肾气有余。

◁ 克己复礼、严于律己的人，往往把很多不好的情绪、情感深深埋在心里，形成了一个个结，时间长了，就变成了一个个隐患，最后爆发出一场大病。

6. "逆夏气，则太阳不长"

夏天不长，人会抑郁

▶ 逆夏气的五种表现：1.在夏天吃冰棍儿；2.在夏天吹空调；3.让自己憋屈，不去示爱，反而去发泄自己的仇恨；4.不及时补充自己体内的盐分；5.着凉。

梁冬："逆夏气"里，什么叫"夏气"呢？

徐文兵：在夏天，我们要养长。前面我说了"夏三月，此为蕃秀"，人要"无厌于日"，使皮肤得泄，"若有爱在外，使志勿怒"。

逆夏气的方法很多：第一，在夏天吃冰棍儿；第二，在夏天吹空调，这都是逆夏气。然后还有什么？

梁冬：在夏天，情侣闹分手。

徐文兵：对，"使志无怒"嘛。就是说，在夏天让自己憋屈，不去示爱，反而去发泄自己的仇恨，这些行为都不对。还有就是不及时补充自己体内的盐分，因为在夏天，你出汗多嘛。最大的问题就是夏天着凉，在夏天吹空调是外面着凉，吃冷饮则是肚子里面着凉。这些逆的结果就会让你的心肠变冷。

梁冬：现在很多人是吹着空调吃冷饮，够狠的。

徐文兵：我曾经诊治了一个从珠海来的朋友，他说自己最近突然失眠，睡不着觉，还出现了斑秃。1965年生的，是个创业者，事业做得很成功。

我对他说："你不能吃冷饮了，水果也要少吃。"

他说："我吃冷饮没限制的，别人吃冷饮都会肚子疼，我吃了以后，什么事儿也没有。"

梁冬：因为他内心已经足够冷了吗？

徐文兵：麻木不仁嘛。我告诉你，自个儿说胃疼、胃酸、肚子胀、打嗝儿、嗳气的，我都不怕。我就怕那种一号脉、一诊断，胃里面有大面积的凝滞、结块，而他自己却浑然不觉的人。这种人到医院一检查，80% 以上都是要么患有萎缩性胃炎晚期，要么就是胃癌早期，因为他没有知觉了。

有知觉的人，如果吃了不合适的东西，就会吐、会拉，那是健康的表现。别人吐得一塌糊涂，这个人却若无其事，那他病得最厉害。因为他失去了对毒素或者是对自己身体有伤害的东西的防御能力。

梁冬：对，所以我们还是要做个觉者。

徐文兵：对，要恢复知觉。如果你逆着夏天的养生规律过日子的时候，你先伤到的是小肠，就是"太阳"。

我们肚子里面有两个"太阳"，一是足太阳膀胱经，它走后背，从腰背、腘窝到脚后跟，手太阳小肠经走的是肩背。

现在很多人都患有颈肩综合症，这时去看一下他疼的那些部位，再看看那些部位循行的经络，一看，小肠受寒了，最典型的症状就是小鱼际呈青色的。

梁冬：如果你逆着夏气走的话，就会伤到自己的小肠。

徐文兵：小肠，我们又叫"赤肠"，就是红热的意思。它的毛细血管特别丰富。中医认为小肠是泌别清浊的地方，就是说你吃进去的物质，它能分清别浊。食物消好了、化好了，变成了水谷精微，就被小肠吸收到体内，那些污浊、糟粕的东西，就被小肠运到了大肠。

所以正常情况下，小肠应该是火热的，温度很高的，我们说，心肠要热。小肠的温度高了，就给消化酶包括胆汁提供了一个特别好的工作环境。小肠一热，就把那些营养物质都化掉了，进一步转化成你身体需要的精血。

很多人说"我吃了××营养物质"。我说你又不是试管，

◀ 我们身体里面有两个"太阳"：膀胱经，小肠经。

◀ 很多人都患有颈肩综合症，那小肠受寒了。

◀ 小肠受寒了，最典型的症状就是小鱼际呈青色的。

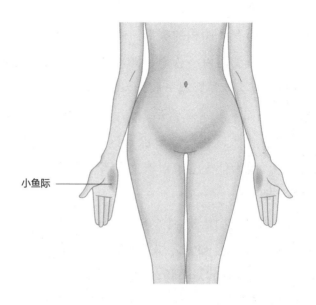

小肠太冷了，冻得"小鱼际"都青了。

小鱼际

▶ 很多人说"我吃了××营养物质"。我说你又不是试管，不是吃什么营养物质就能被你吸收的。

不是吃什么营养物质就能被你吸收的。有些人尽管他没有吃什么营养物质，但他也不缺营养，原因在哪儿？在于他有化的功能。牛羊吃的即使是草，它也长肉，也长骨头，而且还不缺钙。关键是它能化，所以小肠是我们人体特别重要的一个器官。

在夏天、春天，"少阳不生"，在这儿叫"不长"，这样的话，你就没让小肠热乎过。

梁冬：小肠在哪个位置？

徐文兵：小肠叫九曲回肠。具体的解剖位置是环绕着肚脐一圈圈的，全是小肠。

梁冬：有时候，医生摸患者的肚脐附近，就是看看他的小肠的健康状况。

徐文兵：有些人你把手搭在他的肚脐上，就能感觉到……

梁冬：丝丝寒意。

徐文兵：丝丝寒意还不错。有的跟小烟囱一样，"嗖嗖"地冒凉风——心肠寒了。

梁冬：这就是郭德纲说的"满腹痉挛"。

徐文兵：很多人得了抑郁症，或者是大脑里面缺五羟（qiǎng）色胺，缺这个，缺那个，你光给他从外面注射药物没用，你怎么不想想，正常人是可以自己制造的。

梁冬：那为什么患抑郁症的人体内没有呢？

徐文兵：这就是因为他在夏天没长，而是把它给冰镇住了。

梁冬：所以年轻的女性朋友穿露脐装是很危险的。

徐文兵：先伤小肠，下一个就是伤心了。我注意到，有几位名人得的是与小肠有关的病，其中一位是日本的前首相，叫桥本龙太郎。我有个爱好，就是喜欢研究这些人是怎么死的。有些人的资料是公开的，有些人的资料是事后解密的。我就研究这些人得的是什么病。桥本龙太郎是因为小肠出血而死的。古巴的卡斯特罗得的病也跟小肠有关，也是小肠出血。其实，小肠出血是心病的一个先兆。而小肠变寒是将来你得抑郁，往阴寒负面走的一个前兆。所以在夏天，大家要记住，一定要活得热烈些。

梁冬：传说中的"神功元气带"还是有一定作用的，起码能焐肚子的。

徐文兵：当然有道理。只不过有些东西的功效不能说得太过。你要说某某东西包治百病，那就是像现在说的"喝水包治百病"一样，那喝水还能得百病呢。任何事情不要太过，但我们穿件肚兜儿，护住自己的肚脐是对的。

小肠经有两个代表穴，一个在肚脐上边的一寸处，叫水分穴。什么叫"水分"？喝进去的清水、浊水在这儿一分为二。

有些人，你把手搭在他的肚脐上，就能感觉到丝丝寒意。

穿露脐装是很危险的。

233

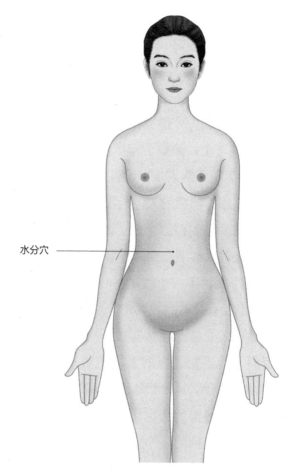

水分穴

水分穴，分辨清浊的正义之士。

　　小肠有泌别的功能，其实就是它的膜有透析功能。人体最奇怪的就是体内的膜，你是我们这个圈子里的人，那你能进来；如果你进不来，那你就永远被挡在圈外。这层膜是有灵性的，它能有选择地把人体需要的东西吸收进来，把污浊的东西透过这层膜排出去。

　　所以人健康的话，小肠是分清浊的，清气上升，浊气下降。小肠一旦失去了这种功能，"敌人"进来了，"好人"反而被排挤出去了，最后这人就死掉了。所以我们经常说，心包括唯物主义的心包，以及唯心主义，形而上的思想、意识和感情。如果你抓不到无形的东西的话，你能抓住谁？你能"抓"住小肠吗？把小肠"抓"住了，把小肠的温度提高了，保持它体内的"太阳"的热度，然后让小肠疏通、通畅了，不要让它有瘀滞，这个人的心情绝对坏不到哪儿去。

我们经常说这个人愁肠百结，尽管他体内的温度足够高，但是他的小肠在那儿打着结，心里老有想不开的事儿，下一个就开始心有千千结了。

梁冬：就和刚才您说的肝胆之间的关系一样，小肠和心也一样。

徐文兵：对，小肠先得病。心肠先冷，然后人就开始抑郁了。

梁冬：肠先冷，心再死。

徐文兵：还有个穴是关元穴。关元穴在肚脐下三寸处。按中医的理论来讲，关元穴是小肠的募穴。

梁冬：什么叫"募穴"？

徐文兵：任何一个物体都有它的重心。小肠的面积那么大，我们不好"抓"它，但它有一个能量聚集点，叫"募穴"。"募"就是汇集的意思，而关元穴就是小肠的募穴。小肠的气都汇到关元这儿，如果你老灸不着小肠的话，灸神阙、关元也行。你灸关元就像击打一个物体一样，打中了它的重心，照样能推动它。所以，让关元穴一直保持温暖，热乎乎的话，那你的心就死不了。

梁冬：传说中的"丹田"就在这附近吗？

徐文兵：对，丹田就在关元穴处。元气、元精被关住的地方就是丹田。为什么叫"丹田"？丹田是火热的、火红的，

心包括唯物主义的心包，以及唯心主义，形而上的思想、意识和感情。

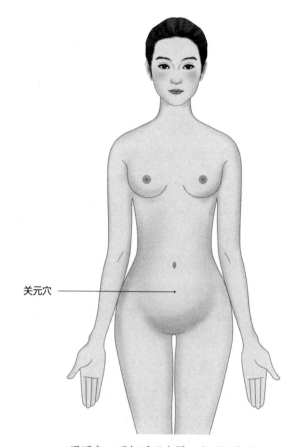

关元穴

温暖它，不仅暖了小肠，也暖了你的心。

▶ 关元穴是小肠的募穴。"募"是汇集的意思，让关元穴一直保持温暖，热乎乎的话，那你的心就死不了。

▶ 丹田就在关元穴处。元气、元精被关住的地方就是丹田。相当于太上老君的炼丹炉，把孙悟空炼成火眼金睛的那个火炉。

相当于太上老君的炼丹炉，把孙悟空炼成火眼金睛的那个火炉。道家讲的内丹就是从丹田里炼出来的。

梁冬：在冬天，我晚上睡觉的时候就在肚脐上箍一个小裤子，第二天早上起来感觉挺好。现在夏天我不这样弄，早上起来反而拉肚子。

徐文兵：其实在冬天，我们应该护住后腰，因为这一块儿有肾俞穴和命门穴。我们讲"冬暖脊背，夏暖肚"，在冬天，后脊梁最容易受凉。

梁冬：这是为什么？

徐文兵：因为阴气和阳气分布的不一样。冬天是后脊梁容易凉，夏天是腹部容易受凉。

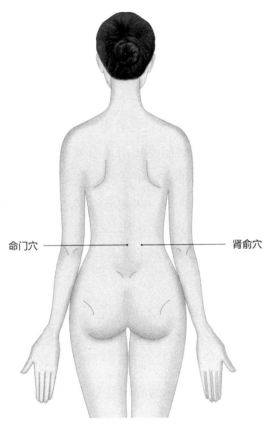

命门穴 ——— ——— 肾俞穴

冬天守护好她们，你就能无往不利。

"冬暖脊背，夏暖肚"。

237

7. "心气内洞"

爱走神是什么毛病

> "心气内洞"是什么？心漏气了，漏了。

梁冬："逆夏气，则太阳不长，心气内洞"。什么叫做"心气内洞"？

徐文兵：我说了半天就是要提醒大家，一定要保证这个叫"太阳"的小肠的功能要正常，温度要足够合适，肠道蠕动要畅通。如果你伤了它，下一步邪气就往里走了，由表及里，小肠的里就是心，下一步就会伤到心。具体会把心伤成什么样呢？《黄帝内经》就说了——"心气内洞"。

我先问个问题——心有几窍？

梁冬：五窍，还是三窍？

徐文兵：我们说心有心房，左心房、右心房、左心室、右心室，它应该是有四个通道，这是从物理解剖学上来讨论的。以前纣王时候有个宰相叫比干，为人很聪明，最后被杀掉。纣王说：我要看看你的心到底是不是比别人多一窍，多开一窍。

> 如果心漏气了，人就会出现短暂的失神，或者这人眼神迷离、恍惚，没神了。

正常的开窍是走血的，动脉血、静脉血通过那个窍道疏通过去，中间有片瓣膜。但是"心气内洞"说的是什么？心漏气了，漏了。脏是"藏精气而不泄也"；而心是藏神的，如果"藏精气而不泄"的心脏上出现了一个洞，人就出现什么问题？

梁冬：老是走神。

徐文兵：失魂落魄，魂飞魄散，用老百姓的话讲，就是

"这人丢魂了"。我们说这人怎么出现短暂的失神了，或者这人眼神迷离、恍惚，没神了。

梁冬：我一直以为这是精神方面的问题。

徐文兵：精神有物质基础，有能量基础。任何不良的情绪、情感、思想都是因为肉身出问题了。那肉身出问题的前提是什么？小肠出问题了。

◀ 有坏情绪、不良情感、思想，都是因为肉身出毛病了。

很多现代人得了颈肩综合症，肩膀、脖子这一块儿老是酸疼，这和他们长期伏案工作有关。但是大家忘了，如果你体内的小肠是寒的、不通的话，它照样会反映在经络上，也就是你的肩背，小肠经走过的经络就会出现问题。你在治体表的问题时，还得往肚子里面找原因。

梁冬：那怎么治呢？

徐文兵：小肠有两个代表穴，叫水分穴和关元穴。很多人在水分穴那儿有一个结，一动就"咯噔咯噔"地响，这时你一定要把它揉开了。中里巴人不是说过一个"推心置腹疗法"吗？把自己的手搓热了，揉自己的肚子。还有就是要经常温暖自己的肚子，要用艾灸去灸一下关元穴。

◀ 爱走神，老是失魂落魄，赶紧艾灸神阙，把神收回来。

梁冬：那吃东西的时候有什么需要注意的吗？

徐文兵：吃东西的话，特别是在夏天，人体开放，这时正是小肠开门"迎客"的时候，你把那些凉的东西灌进去。海鲜加冻啤酒，那小肠就承受不了。还有一点，大家一定要注意，物理温度和化学温度是不一样的。

梁冬：什么意思？

徐文兵：辣椒即使是冰镇的，它吃进肚子里，也是热的；牛奶即使煮开了喝，它也是凉的。因为在这个过程当中有个化学反应，会消耗你的阳气，带来的就是寒。消耗的阳气少，可能就是热。这就是我们平常应该注意的问题。

◀ 辣椒即使是冰镇的，它吃进肚子里，也是热的；牛奶即使煮开了喝，它也是凉的。

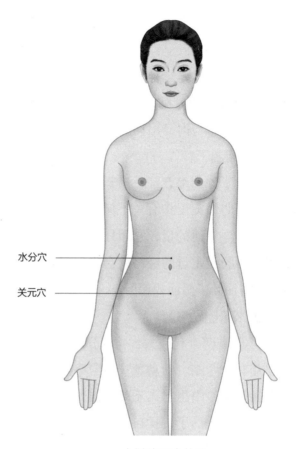

水分穴

关元穴

小肠的两大护法。

　　另外，患有颈肩综合症的人要注意去看看自己的小鱼际有没有发青、发黑。有一年，我有一个好朋友，大春天没有"广步于庭"，刚立春，她就早早地跑到颐和园去踏青。结果那草还没有发芽，青没踏成，倒让青把她给"踏"住了——受寒了，冻得脚疼，不听使唤。回来后不停地跑厕所，结果还拉不出东西来。这就说明她在泄寒气，不是拉有形的东西。

　　但还是不行，她还是脚疼。后来我给她一号脉，手冰凉的。再看一眼她的小鱼际，乌青乌青的。一扎针，放了血，挤出来几滴黑血，然后我又在她的水分穴上扎针，她出了一身冷汗，身上一下就热乎过来了，这样才把她受的寒气给驱散。所以，我们一定要保护自己的"太阳"，不要让它被阴寒的东西给蒙蔽了。

另外，小肠出现问题以后，如果不治疗的话，它就会往里面发展，变成"伤心"，出现"心气内洞"的症状。什么意思？本来我们的心把自己的神藏得很好，包裹得很严实。结果它出现了窟窿，暴露了，被人"洞见"了，这样就"洞见意识底层"了。心"暴露"以后有什么症状呢？比如说，很多人就听到别人的声音了。

梁冬：这是心"暴露"以后才有反应的吗？

徐文兵：对，出神了。很多人则是特别敏感，你站在十几米以外的地方，正常人都听不见，不知道你在说什么，他却听得一清二楚。这些人都是出神，漏神了。还有的人能看到别人看不到的东西，或者是出现了幻听、幻视。这都是"心气内洞"的表现。

症状稍微轻一点就是，你往那儿一躺，外边不能有一点声音，即使是卫生间里的水"嘀嗒"作响，或者是闹钟指针"嘀嘀嗒嗒"地走，对他都有影响。问题在哪儿？不是那些东西发出的噪音大。你要说外边有人拿着冲击钻在那儿装修，让你睡不着，这可以理解，你把心藏得再好也会受影响。但是如果外边的声音是可以被忽略不计的，你却听见了，说明什么？神出来了。

梁冬：那怎么把它收回来呢？

徐文兵：中医里有几个穴位都跟神有关，肚脐那儿叫神阙穴。"阙"是什么意思？天安门有五扇门，中间那个大门洞有两扇门，每扇门各有八十一颗大门钉，一共一百六十二颗门钉。《黄帝内经》有两部，每部各有八十一篇，两部共有

◀ 你站在十几米以外的地方，正常人都听不见，不知道你在说什么，他却听得一清二楚。这些人都是出神，漏神了。还有的人能看到别人看不到的东西，或者是出现了幻听、幻视。

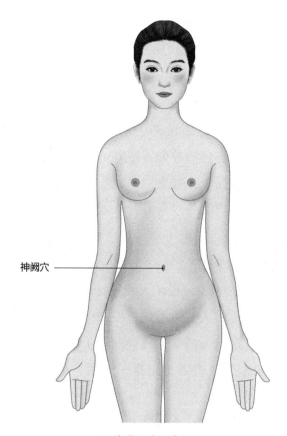

神阙穴

心神进出的"官门"。

一百六十二篇。

梁冬：每个数字都是有意义的？

徐文兵：中间那扇门是供皇帝出入的，叫"阙"，就是一个大门，两扇门，而且它的位置在正中央。神阙穴正好在我们腹部的正中线上，它也是一扇"大门"。供谁出入呢？皇帝。在咱们的身体里，谁是"皇帝"？心！心为君主之官，心藏神，它和神是君主。所以，神阙是我们身体里的"皇帝"出入的地方。很多人心气内洞，神就从神阙那儿跑出去了，如果你赶紧艾灸神阙，就能把它封固住。

在我们的身上还有一处出神的地方，也就是我们的神门

▶ "阙"就是一个大门，它的位置在正中央，神阙是我们身体里的"皇帝"出入的地方。

穴。神门那扇"门"要比神阙小一点。很多人容易出神就是
因为他的"小门"没关严。所以，在平时你要把它给关好了。

还有，睡不着的时候，你也别数羊了。你越数，思维就
越活跃，是数到 999 了，还是 997 了？你会不断在那儿反省。
这个时候，你就应该去按自己的神门穴。

神门穴就在小拇指侧，第一腕横纹的尺动脉搏动的地方。
这些都相当于是身体的门阙，是开口的地方。还有些人的身
体上本来不应该开口的地方开口了。这些叫什么？叫神封、
神藏。在胸骨正中的膻中穴的旁边，有神封、灵墟和神藏，
这几个穴位也是藏神的地方。很多人觉得心跳加快，就形容

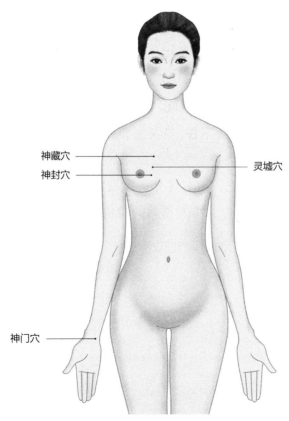

身体容易漏"神"的地方，切记要保护好自己，不要让自己伤神伤心。

很多人觉得心跳加快，就形容说"哎哟，我一着急，心都提到嗓子眼儿了"。其实是神出来了。"小鹿乱蹦"也是动心、动神了的一种表现。

说"哎哟，我一着急，心都提到嗓子眼儿了"。那是一种什么样的感觉？

梁冬：就是心出来了。

徐文兵：其实是神出来了。还有人觉得心头"小鹿乱蹦"。正常人有心跳，但你感觉不到心在跳动。等你感觉到心跳了，那就是一种特殊的状态，动心了、动神了。所以很多人就觉得两侧的肋骨间隙都有该封、该藏的地方，他会觉得这儿心跳，甚至疼痛。如果你出现了这些症状，那就需要找医生去调理，把敞开的心扉给合上。

另外，我建议大家在平时要做到"见人且说三分话，不可全抛一片心"。

梁冬：免得受伤？

徐文兵：对。你早早地把自己的心神抛出去了。如果你碰到好人还行。

梁冬：万一碰到坏人呢？

徐文兵：他接不住。"农夫和蛇"的故事大家都知道，农夫被蛇咬了，怨谁？不怨蛇。蛇好好的在那儿冬眠，你把人家给捂热了，它不咬你才怪。我发现很多人伤神是因为他暴露了自己的内心，在不恰当的时机暴露给了不恰当的人，最后被人伤害。

▶ 很多人伤神是因为他暴露了自己的内心，在不恰当的时机暴露给了不恰当的人，最后被人伤害。

8.“心气内洞”时你会补吗

徐文兵："心气内洞"的现象有很多，拉肚子，中国人也叫"洞泄"，就是说身体上有个洞，"哗哗哗"地往外漏东西。心气如果老这么漏的话，手掌上的劳宫穴也会有症状（手厥阴心包经的第八个穴位叫"劳宫穴"）。你会觉得手心这儿直往外冒热气，就会没有心情，没有欲望去做其他事情。为什么？因为心气都漏掉了。所以，这些人应该去补心气。

梁冬：怎么补？

徐文兵：把"洞"给粘住啊。中医用的补药都是止损的，就相当于股票跌了，你赶紧抛，不是增益。我们现在都把"补"理解成"益"的意思，其实补漏洞是要先把窟窿堵上。

"心气内洞"的人有个外在表现。就像我问"心在哪儿"，你说"看不见"，但我告诉你，中医总是能够把一些无形的东西落实在有形的物质上。比如说心，它在外面的表现是什么？"舌为心之苗"。有一颗破碎之心的人，舌头上往往布满了小裂纹，沟壑纵横。所以一看舌头，我就知道你谈了三场恋爱，其中第二场伤得比较深。有人会说："哇，你怎么知道的？"舌头告诉我的。

梁冬：就是裂痕比较深？

徐文兵：对。

梁冬：所以，接吻是一件很撩动心神的事情。

徐文兵：而且还是法式接吻，要动舌头的。

对于病人，我们一般会观察舌头，然后根据症状来用一

◀ "心气内洞"的现象：拉肚子，手心往外冒热气，没有心情，没有欲望去做其他事情。

◀ 中医用的补药都是止损的，就相当于股票跌了，你赶紧抛，不是增益。

◀ 有一颗破碎的心的人，舌头上往往布满了小裂纹，沟壑纵横。

些补药。我推荐几味补药，最好的就是阿胶。

胶类的东西都有非常好的滋补作用。像中医讲的鱼鳔胶、黄明胶、用驴皮熬的阿胶，还有龟板胶、鹿角胶等等，都是血肉有情之品。它们有个特点，就是能把心和血脉里边的窟窿给补上。

补住后，然后你才能往里面加东西，真正的补品是这个意思。另外，阿胶本身也加了一些其他的中药，效果比较好。如果我们吃不起这些补品的话，怎么办？"精神内守，独立守神"，什么叫"独立守神"？就是把你那些漏掉的精、气、神给收回来，自己学会安静。没事在那儿站着，而且是"金鸡独立式"地站着。

▶ 补住漏洞后，才能往里面加东西，真正的补品是这个意思。

▶ "独立守神"也是一种补品。

梁冬：我们在上小学的时候，部分同学不是很听话，老师就让他们面壁，站墙角，其实现在想起来，这些还真不是惩罚。

徐文兵：是惩罚，但它有特殊的作用。"面壁十年图破壁"，真正能一个人静静地站一会儿的人，是很少的。

梁冬：所以大家以后在等班车、等公共汽车、等地铁的时候，可以抓紧时间"独立守神"。

徐文兵：前两天，我去听一个音乐会，就感受到那是一个特别能让人聚精会神的地方。从指挥家和乐手之间的"应"，我想到了一个字，就是"此春气之应，养生之道也""此夏气之应，养长之道也"的那个"应"，具体说来，就是指挥家的手一挥，"哗"一声，音乐就来了；乐手一抬胳膊，姿势也到位了。我在二楼，观赏的效果特别好。当时我就感觉小泽征尔在那儿一站，简直就是在练一场气功，而且把底下的人也带动得特别好。他两腿微屈，与肩同宽，往那儿一站，然后在那儿指挥，这简直就是在打太极拳。

梁冬："药"字的繁体字"藥"下面是一个"乐"的繁体字"樂"，所以，音乐是疗愈灵魂最好的"药"。

徐文兵：对，它能通神。

梁冬：所以，如果大家实在"洞"得厉害的话，可以听一听平和的音乐。

徐文兵：对，中医对音乐也有讲究。角、徵、宫、商、羽，它们都入五脏，而且它们形成音乐后能产生治疗的效果。比如说我们在吃饭的时候，就奏宫调；打仗对应的是金，而跟金对应的是肺。所以你越学中医，就越会觉得古代的人太伟大了，他们把这些东西研究得太透了。

什么叫"拨动人的心弦"？演奏者在某个时间奏出来的调把你的心给打动了，就是那种感觉。现在的人都想用语言去治疗，我说语言是最没用的。两个人谈恋爱，谈到"咱俩坐下来谈谈"的时候，那这两人就完蛋了。我觉得最能通神，最能打动人的多半是一种无言的交流，举手投足间的一个眼神。

◁ 音乐是疗愈灵魂最好的"药"。

◁ 最能打动人的多半是一种无言的交流，举手投足间的一个眼神，最能通神。

247

9. "逆秋气，则太阴不收，肺气焦满"

秋天不收，肺会受伤

徐文兵：到了秋天，如果你不收敛的话，体内的津液就不够了，就会出现皮肤滋润度不够、毛发脱落等一系列焦的症状。

梁冬：就应了"逆秋气，则太阴不收，肺气焦满"这句话。

徐文兵：春天是少阳。到了夏天叫"太阳"，可一到秋天，《黄帝内经》就说阴了。

梁冬："阴"和"阳"到底怎么区分呢？

徐文兵：阴和阳就相当于一枚硬币的两面。白天我们叫"神"，晚上就叫"魂"了，其实它们是同一种事物的两种不同状态、表现形式。

梁冬：那秋天应该吃啥呢？

徐文兵：秋天要吃酸，水果下来了，我们就要多吃点水果来补充一下体内的津液。因为秋天秋高气爽，容易干燥，我们要适当进补，以增加皮下的脂肪。

另外在秋天，我们就不要再去努力干活了，否则的话就叫"愁"，明知不可为而为之。在秋天气不够的时候，人就会产生一种悲的情绪。如果你逆着秋天的收敛、养收之道去干，不去收收心，收收神，回回神的话，你就伤到了你的更深处，而且这都不是伤大肠了，伤的是太阴。

"太阴"是谁？手太阴肺经。肺有个头衔，叫"手太阴肺"。为什么称它叫"手"呢？因为肺经是从胸口出来，经过

▶ 阴和阳就相当于一枚硬币的两面。白天我们叫"神"，晚上就叫"魂"了，其实它们是同一种事物的两种不同状态、表现形式。

▶ 秋天要收收心，收收神，不要再去努力干活了，否则的话就叫"愁"。

▶ "太阴"手太阴肺经。

中府、云门，然后到太渊、鱼际，最后到少商，共十一个穴，这条经络行走在我们的手臂上，所以叫"手太阴"。

那为什么叫"太阴"呢？肺是一个吸纳、容纳清气的器官，所以它叫阴。而且阴也分左、中、右，有太阴，中间有厥阴，最热最不像阴的叫"少阴"。手太阴是肺；手厥阴最凉，满是清凉之气、肃杀之气，就是心包。

◀ 最热最不像阴的叫"少阴"；手厥阴最凉，满是清凉之气，肃杀之气，就是心包。

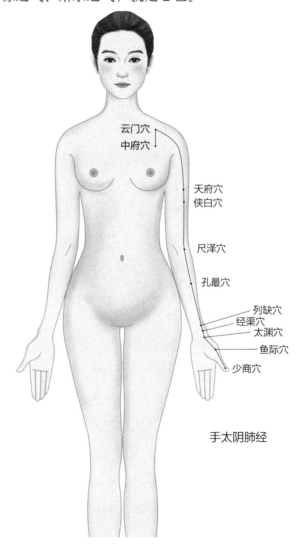

云门穴
中府穴

天府穴
侠白穴

尺泽穴

孔最穴

列缺穴
经渠穴
太渊穴
鱼际穴
少商穴

手太阴肺经

秋天不要太拼命，要懂得收收心，收收神，否则伤的是太阴。

249

▶ 秋天肺气不收的话，就会出现一系列焦的症状。比如说皮肤黝黑，毛发脱落，还有就是你体内的津液不够了，皮肤滋润度不够了。

▶ 肺对应的外面的腑叫阳明，手阳明大肠经。很多与肺有关的疾病，首先表现出来的不是咳喘，而是大便有问题。

▶ 大便收不住，老是拉肚子；或者大便干燥得排不出来，要赶紧润肺。

▶ 肺气焦的表现：鼻子干燥，稍微一碰就出血。

　　女人中的男人相当于是手少阴心经，也就是我们跳动的心。所以到了秋天，如果你不收敛的话，肺气就不能很好地肃降，你也不能在肺气的推动下产生足够的津液。我们说金生水，水在这里是指肾水，它们之间是母子关系。所以到这会儿，你吸不进去就会出现"肺气焦满"的症状。那"焦"是什么？

　　梁冬：焦是干燥。

　　徐文兵：对，而且是那种脆，不滋润。所以这时候，如果你肺气不收的话，就会出现一系列焦的症状。比如说皮肤黝黑，毛发脱落，还有就是你体内的津液不够了，皮肤滋润度不够了。这就是我们在秋天应该注意的问题。

　　徐文兵：肺对应的外面的腑叫阳明，手阳明大肠经。很多与肺有关的疾病，首先表现出来的不是咳喘，而是大便有问题。要么就是大便收不住，老是拉肚子；要么就是大便干燥得排不出来。就像河道里没水的时候，船走不了一样，这就是因为没有水的滋润。这时候它就直接伤到了肺，导致"肺气焦满"。说到"肺气焦满"的表现，那肺开窍于哪儿？

　　梁冬：肺开窍于鼻。

　　徐文兵：所以，肺气焦的第一个表现就是鼻子干燥，稍微一碰就出血。

　　梁冬：那花粉症和鼻炎是不是都因为肺气焦引起的？

　　徐文兵：这是两回事儿。花粉症是什么？春天里那股代表了热情洋溢气息的花粉，把你在秋天里着的凉给勾出来了。所以花粉是"因"，你本身充满的寒痰是"缘"，它们两个一结合，人就喷嚏连连。有的人是不打喷嚏，但是鼻子"吧嗒吧嗒"地直流鼻水。

梁冬：其实应该让它流完。

徐文兵：流完就好了。

梁冬：但很多人老是把它压回去，明年再发一遍。

徐文兵：花粉症在日本非常流行，在美国也有。中国人一般移民到美国，两年后基本就得花粉症了。为什么他原来不得？难道美国的花粉跟中国的花粉不一样？一样的。日本花粉主要的来源就是水杉，杉树是活化石嘛。咱们北京那个植物园，樱桃沟里面那条沟里种了很多水杉树。有一次，我带一些日本朋友去植物园玩，他们指着水杉树说"这是我的敌人"。我说扯不扯，大自然生长的东西凭什么就是你的敌人？

得花粉症的人有时候也泡泡温泉，但那是杯水车薪，根本解决不了问题。一到春天，阳气生发，内部阳气一推动，外部再加上阳气的呼应，这就把体内的寒气给引出来了。其实打喷嚏，那就让它打吧，打几千几万个，说不定你的花粉症就好了。但是，有些人又受不了自己老打喷嚏。

然后就开始用抗过敏药把喷嚏给压回去。这其实就相当于把你的阳气给憋回去。不让它把这些外邪，"敌人"驱赶出去。吃过敏药以后，结果很多人就出现一种副作用——开车打瞌睡。其实这哪是它的副作用呀，这恰恰是正作用的表现。一个人的阳气被抑制住了，他当然就会想睡觉了。所以，我认为他们这种治疗方法是不对的。

那怎么治疗花粉症呢？首先，你不要"形寒饮冷"，不要去吃那些冰冷的，寒性的东西，这样很容易伤肺；第二，"病痰饮者，当以温药和之"，花粉症患者一定要用一些温热的药，特别是那些能扶阳的药，比如说附子、吴茱萸、细辛等，把体内阴寒的东西化掉，这样你体内那些阴寒的东西不仅变

◀ 花粉症和鼻炎是两回事儿。花粉症是春天里那股代表了热情洋溢气息的花粉，把你在秋天里着的凉给勾出来了。所以花粉是"因"，你本身充满的寒痰是"缘"，它们两个一结合，人就喷嚏连连。

不成害，而且还能化害为利，变成你身体所需的营养物质和能量。

梁冬：可以吗？

徐文兵：当然可以。吐出来的痰也是你的精呀，所以老吐痰会伤精。另外，老流鼻涕为什么会导致记忆力下降？因为脑漏了，漏的也是你的精嘛。

梁冬：怪不得我感觉最近这两天有点沮丧，肯定是前两天流鼻涕流多了的缘故。

徐文兵："肺气焦满"表现出来的症状就是鼻子干燥。有些人的鼻子变得干燥了以后，闻不见香臭，干脆什么味儿也闻不到了，很痛苦。饭菜做得再好吃，也没福享受。我们说，美味佳肴有几大特点——色香味俱全。味包括两层意思，一是气味，一是滋味。气味是靠鼻子闻的。

梁冬：鼻子也不是被堵塞了，它就是闻不到气味。

徐文兵：所以，"肺气焦满"不是说鼻子被堵住了，它就是鼻子干。有些人还经常蘸点水到里边去润一润。

"肺气焦满"以后，就好像舌头上没有唾液一样，人就失去了味觉，闻不到任何味道，这就使人生少了很多的乐趣。用老百姓的话讲，叫"鼻子聋了"。为什么这样叫？因为在中国字里，闻香臭的"闻"和听声音的那个"闻"是一个字，耳朵聋了，闻不到声，叫聋了；鼻子干了，闻不到味儿就叫鼻子聋了。

所以治疗这种病的时候，你一定要去滋润你的肺。这时候，你就应该用枇杷、梨，特别是梨，再蒸点贝母吃，让鼻子变得湿润起来。一旦鼻子里变得湿润了以后，那些嗅觉细胞又活跃了，甚至鼻子里的小鼻毛又长出来了。鼻子本身就有加温、过滤空气的作用。你如果把它伤了，那所有的灰尘、

（侧栏批注）

▶ 老吐痰会伤精，老流鼻涕会导致记忆力下降。

▶ "肺气焦满"以后，人生会少了很多的乐趣。用老百姓的话讲，叫"鼻子聋了"。

▶ 闻香臭的"闻"和听声音的那个"闻"是一个字。

细菌、病毒就一下子全呛到你的气管、支气管，甚至是肺泡里，那肺就受不了了。

梁冬：所以，不要随便剪鼻毛。

徐文兵：除非它长出来了你再剪它。另外，你还可以经常按摩一下鼻翼两侧的迎香穴。鼻子聋了，闻不着味了，你揉揉它，哎，能闻着了。我有几个患者就是通过扎针吃药，把他们的肺经给滋润了，肺气通了以后，他们就开始闻到味儿了。慢慢地，香辣、有强烈刺激性的味儿也能闻到了，最后他们的味觉恢复正常了。

梁冬："逆秋气，则太阴不收"这句话怎么理解？

徐文兵："太阴不收"的表现，一个是焦，一个是满。我们讲，五脏是藏精气而不泄的。如果你体内藏着那些浊气不放的话，那就变成了满。这种满表现出来，就是在非典时候出现的那些症状。好多人死的原因是什么？肺泡里面积满了痰液。最后，他的呼吸——氧气交换功能就被隔绝、阻断了，就好像一把鼻涕一把泪地把人的呼吸道给堵住了。这时候的"满"表现出现就是哮和喘。什么叫"哮"？就是空气进入到气道时被这些东西堵住了。

会吹口哨的人都知道，手指一撮，嘴唇一撇，把气道给堵住了，就能发出那种"哮"的声音。所以很多人的哮喘先是有"哮"，他呼气和进气的时候都会打鸣，产生一种哮鸣音。有的人是睡觉打呼噜的时候产生这种声音，其实这是"痰阻气道"，叫"肺满"了。

还有一种情况，就是现在一些粉尘的污染。比如在石棉矿工作的人，吸入过多的粉尘，最后就得硅肺病。严重者会影响到肺功能，丧失劳动能力，甚至发展为肺心病、心衰及呼吸衰竭。有些矿工吐出来的痰都是黑的。

◀ 不要随便剪鼻毛，除非它龀出来了你再剪它。

◀ "太阴不收"的表现，一个是焦，一个是满。如果体内藏着那些浊气不放的话，那就变成了满，就是哮和喘。

◀ 什么叫"哮"？就是空气进入到气道时被这些东西堵住了。

现在医院老做一些不恰当的所谓超声雾化吸入，人吸入一些分子过大的东西，也会伤害到肺。前段时间去世的那个演沙僧的老演员闫先生，最后就是肺纤维化去世了。我看了一下报道，当年他在某个剧组拍戏，当时蚊蝇特别多，结果他们就打那个灭蚊蝇的六六粉。打了后，大家关好门窗出去避难去了。但老先生鼻子闻不见味，就在屋子里头呆了一晚上，结果从那落下病根了。先是闻不到，鼻子出问题，然后伤到肺。

梁冬：真是理论联系实际呀！

徐文兵：我整天都在观察分析，然后联系到我们的中医理论，越来越觉得中医是有先见之明的。

梁冬：前面讲到"满"这个词，我们就会想到哮喘，因为有痰在肺里面。

> ▶ 什么叫"喘"，就是呼吸加急了，原来的频率是吸一口气，呼一口气，现在频率不得不加快了。哮喘有一个症状就叫张口抬肩。

徐文兵：什么叫"喘"，就是呼吸加急了，原来的频率是吸一口气，呼一口气，现在频率不得不加快了。哮喘有一个症状就叫张口抬肩。有时候，肺的呼吸能力变弱了，不得不通过抬肩膀来加重肋骨的压迫感，让它去一呼一吸，这就说明肺功能很差了。有的人还会得"肺不张"，就是说肺那种绵长、柔软的呼吸功能干脆就丧失了。

怎么办呢？我的治疗方法就是，让患者把他体内的痰浊、瘀血慢慢地咳出来，一点一点往外排。很多人都知道，感觉到体内有痰的时候，抽口烟，"喀喀喀"地就咳出来了，这是个恶治法。因为抽烟本身就在抽浊气，然后以毒攻毒，把体内的痰排出来。这个方法从投入和产出比来讲，不大合算。

中医里专门有一些宣肺化痰的药。吃了这些药，能鼓舞你的肺气，让你把深处的一些浓痰、积液给咳出来。据有的患者形容，刚开始咳出来的痰都成块了，而且是灰黑色的。

有的人形容说，跟面疙瘩一样。

咳出来的痰是什么样？那就要看他的"肺满"到什么程度了。你说，这些浓痰堵在气管或者是呼吸道里，我们会有多难受呀？吃了宣肺化痰的中药后，慢慢地，那些成块的痰就变成清稀的痰涎了，这就说明痰的流动性变强了，更容易被排出了。最后，清稀的痰涎由灰黑色变成绿色，然后慢慢变成白色，到最后变成了黄色。

黄色说明什么？说明你肺里的废气排空了。等到黄痰一咳完，肺里边"满"的症状就减轻了。这时候，你就会觉得呼吸都省劲了。原来得大口地吸一口气，才能吸进去，现在微微地一呼吸，气就能渗进去，甚至能渗到深处。

道家讲究"踵息"，一口气一吸吸到脚后跟了，说明这个人的气脉是常通的。那些气脉不通的人，就剩一口气，在嗓子眼这儿捯气，眼看气若游丝的，最后还是咽气了。健康的人，他的呼吸是很深的，很通畅的。

所以，你把"焦"的症状给滋润了，把"满"的邪气，肺里不该有的东西给排空了，这时候肺和大肠的问题就解决了。

梁冬：说到把肺里的邪气、不该有的东西排出来，那除了吃些中药，在日常生活中，我们还有什么解决办法呢？

徐文兵：第一，我们不要制造这种邪气、浓痰。这些邪气从哪儿来？肺的"妈妈"是谁？土生金，是脾胃。

我们经常说脾胃是生痰之源，肺为贮痰之器，就是它们生产出来的，全把肺当成是痰盂放进去了。所以要切断源头，从饮食上去找原因。首先，你不要吃那些容易生痰的东西，"鱼生火，肉生痰，萝卜青菜保平安"。别吃那些容易导致营养过剩的东西。

◀ 道家讲究"踵息"，一口气一吸吸到脚后跟了，说明这个人的气脉是常通的。那些气脉不通的人，就剩一口气，在嗓子眼这儿捯气，眼看气若游丝的，最后还是咽气了。

◀ 不要把你的肺当成是痰盂，生痰的源头是脾胃。

▶桔梗——韩国的泡菜、新会的陈皮、皂荚、皂角刺都能化痰。

另外，我们要帮助肺来宣肺。什么叫"宣肺"？举几个例子。我们经常吃的桔梗——韩国现在保留的那种泡菜，就是一个非常好的宣肺利痰的东西，如果你咳咳咳老觉得那口痰咳不出来，吃些桔梗很容易就能排出来。

生活中，我们还有一些非常好的化痰药。比如说陈皮，广东新会的陈皮效果最好。放的时间越长越香，有这种香味的东西，一般都有宣散的作用。还有，南方皂角树上当肥皂用的皂荚，以及皂角刺等，都有非常好的宣肺化痰的作用。

▶干燥丝瓜的瓢子煮水喝能化痰。

此外，很多家庭都用干燥丝瓜的瓢子，洗锅碗的时候，去油腻的效果特别好。殊不知，那也是一种非常好的化痰药。

梁冬：怎么用呢？

徐文兵：煮水喝。胡因梦老师办身心灵班，招学员的时候，她就说："洗澡要用丝瓜络去洗。"因为它本身是味药，有通筋活络的作用。其实，这跟中医的道理是相通的。

▶身上疙里疙瘩地长了好多脂肪瘤，用丝瓜瓢去泡澡、搓澡，然后用丝瓜瓢煮水，再配合其他一些化痰的药内服，脂肪瘤就会慢慢变小了。

很多人患有脂肪瘤，身上疙里疙瘩地长了好多脂肪瘤。碰到这样的患者，我就建议他们用丝瓜瓢去泡澡、搓澡，然后用丝瓜瓢煮水配合其他一些化痰的药内服，这些人脂肪瘤慢慢就变小了。有的人甚至一摸，脂肪瘤没了。

梁冬：新会陈皮是最好的？

徐文兵：新会的陈皮是中医里非常有名的药，只不过太贵，一般人用不到。我们一般人是把吃剩的橘子皮放在暖气片上烤干了，泡茶喝。

梁冬：为什么新会的陈皮就特别好？

徐文兵：一方水土养一方人，也养一方植物啊。

梁冬：所以这个药材还是要道地药材。

徐文兵：地道药材，道地药材！

10. "逆冬气，则少阴不藏，肾气独沉"

冬天不藏，直接伤肾

梁冬：接下来，我们来讲讲"逆冬气，则少阴不藏，肾气独沉"。

徐文兵："肾气独沉"是一个版本的说法。我们学的最古的那个版本是"肾气浊沉"。这里面有一个概念，就是"少阴"是谁？

梁冬：足少阴肾。

徐文兵：还有一个是手少阴心。

梁冬：膀胱和肾是互为表里的。

徐文兵：足太阳膀胱和足少阴肾，这两个都是火热的性格，只不过一个是男人中的男人，一个是女人中的男人；一个是腑里面最热的，一个是脏里面最热的。到了冬天，如果你不好好闭藏自己的话，会直接伤肾，而不是伤膀胱、伤前列腺。

《黄帝内经》里没写前列腺，它把前列腺归在膀胱里面，归膀胱统辖，所以治前列腺的病，都是去治膀胱。但它这儿说的是伤到少阴，直接把少阴肾给伤到了。伤到以后出现了什么结果呢？

梁冬："肾气浊沉"。

徐文兵：那什么叫"肾气浊沉"？肾是藏精的，同时它很热，它能把阴寒的精化成气，然后这股气沿着任、督脉往上走，化成了神，这是肾的作用。如果你把足少阴肾给伤了，

◀ "少阴"是足少阴肾，还有一个是手少阴心。

257

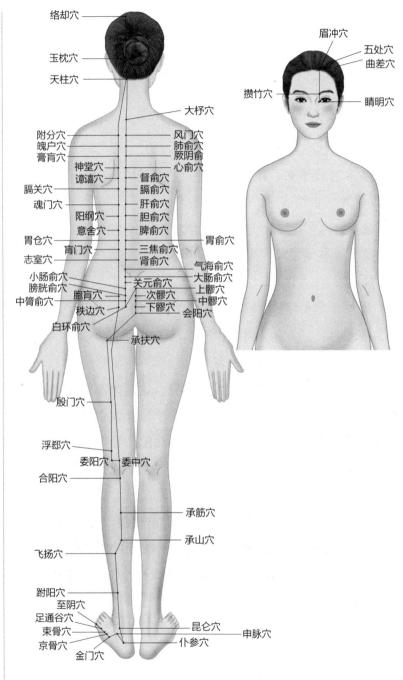

络却穴
玉枕穴
天柱穴
大杼穴
眉冲穴
五处穴
曲差穴
攒竹穴
睛明穴
附分穴
魄户穴
膏肓穴
神堂穴
谚譆穴
膈关穴
魂门穴
阳纲穴
意舍穴
胃仓穴
肓门穴
志室穴
小肠俞穴
膀胱俞穴
中膂俞穴
胞肓穴
秩边穴
白环俞穴
风门穴
肺俞穴
厥阴俞
心俞穴
督俞穴
膈俞穴
肝俞穴
胆俞穴
脾俞穴
胃俞穴
三焦俞穴
肾俞穴
气海俞穴
大肠俞穴
关元俞穴
上髎穴
次髎穴
中髎穴
下髎穴
会阳穴
承扶穴
殷门穴
浮郄穴
委阳穴
委中穴
合阳穴
承筋穴
承山穴
飞扬穴
跗阳穴
至阴穴
足通谷穴
束骨穴
京骨穴
金门穴
昆仑穴
申脉穴
仆参穴

足太阳膀胱经

冬天要想不漏"精"，就要闭藏它们，也藏住自己的心。

258

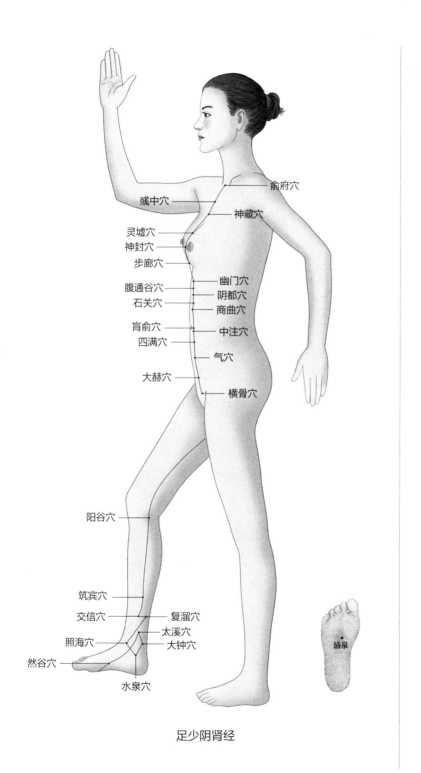

俞府穴
彧中穴
神藏穴
灵墟穴
神封穴
步廊穴
幽门穴
腹通谷穴
阴都穴
石关穴
商曲穴
肓俞穴
中注穴
四满穴
气穴
大赫穴
横骨穴

阳谷穴

筑宾穴
交信穴
复溜穴
太溪穴
照海穴
大钟穴
然谷穴
水泉穴

涌泉

足少阴肾经

让它着凉了。结果是精不化成气了，反而会变成残浊败絮漏掉，表现出来就是遗精、遗尿、尿中有蛋白等问题，有的人甚至还会出现大便中带血的现象。精就变成浊物给流掉了，沉下去了。

肾就像仓库里看门的，主封藏、闭藏。这个人精力旺盛的时候，谁也别想偷我家的东西。但它如果在冬天被伤到以后，门户大开直接漏的不是神，而是精。

精属阴，我们称之为"阴精"，它不是往上走的，魂飞魄散才是往上走的，那是神飞走了，而精是往下漏的。

梁冬： 有些朋友说小便的时候有很多泡泡，这是因为尿里含的蛋白质太多？

徐文兵： 也许他经过化验，发现尿里没有任何蛋白质。但是中医会看得更精微、细致。我们在前面反复讲过，漏精有很多表现。如果精没有变成气化走的话，它就变成了没用的东西，甚至变成了致病的因素。我们经常说东西好不好，要分时间、地点、场合。

比如说金子，很贵吧？即使是掉下来一片金屑，就是碎屑，也很贵。"金屑虽贵，落目成翳"这句话的意思是说，你把那么贵的金子掉在眼睛里，最后你的眼睛磨出来个大泡，那也不好。再好的东西，如果它不被人很好地利用，最后反而会变成伤害自己的东西，所以有的女人会长子宫肌瘤。子宫内膜本来是准备好了为受精卵着床、培育胎儿所需的营养物质用的。如果它受到伤害，没有变成经血及时排出，它就在那儿变成了有形的东西，长出肿块、肿瘤来。

徐文兵： 补肾的话，有入肾的药。中医讲中药有寒、热、温、凉之分，这讲的是药性。另外，中药还分五味——酸、苦、甘、辛、咸，这是讲它的气味或者滋味。最后，中

▶ 肾就像仓库里看门的，主封藏、闭藏。冬天人被伤到以后，门户大开，直接漏的不是神，而是精。漏精的表现：1、遗精、遗尿、大便中带血；2、小便的时候有很多泡泡。

▶ 再好的东西，如果它不被人很好地利用，最后反而会变成伤害自己的东西。

▶ 中药有寒、热、温、凉之分，这讲的是药性。中药还分五味——酸、苦、甘、辛、咸，这是讲它的气味或者滋味。

药还能归经。意思就是说，不同的物质会影响人的不同脏腑。

老百姓有句话叫"葱辣鼻子蒜辣心，芥末辣得鬼抽筋"。这三种物质都是辛辣的，但它们归的经不一样。切葱的时候，鼻涕、眼泪直流；吃瓣蒜，烧心；吃芥末则会浑身抽搐。症状不一样，是因为它们归的经不一样。

中医里边有很多入肾经的药。我刚才讲补心是用阿胶，因为它入心经。入肾经的药，举个例子，今儿个来位病人，进来就对我说："你上次说的益智仁，治疗小儿遗尿，男孩子遗精，效果挺好。"

益智仁是味非常好的补肾药，还有我们经常用的杜仲、续断、补骨脂以及骨碎补，这些都是补肾的药。

梁冬：这些药是谁发现的？

徐文兵：尝百草的神农氏。神农氏其实不是指一个人，所谓的"氏"它说明是一个团队，是个家族。所以，神农氏这些比黄帝出生还早的人，就用自己的身体去感知、感受这些植物。

说回"少阴不藏，肾气浊沉"。在冬天，我们本来是应该把肾精、肾气闭藏起来的，如果你去开泄，比如说去冬泳，去跟自然作斗争，去出汗，就违反了冬天的养藏之道。要知道，出汗、开泄本来是夏天应该做的事情。

我们讲冬天要"无泄皮肤，若伏若匿，若有私意"，要爱惜自己。替自己着想，需要闭藏，更要注意保暖，这都是冬天的养藏之道。你反着去做，伤肾很快。

很多人为什么漏精？其实是他在冬天没有闭藏好。我治过一些这样的病人，稍微听到点声音，受到惊吓，就屁滚尿流，尿裤子，这也是因为惊恐伤了肾精和肾气了。怎么办？利用下一个冬天天地收藏的时候去调治，跟着大自然去藏一藏。

◀ 非常好的补肾药：益智仁、杜仲、续断、补骨脂、骨碎补，这些都是尝百草的神农氏发现的。

◀ 在冬天，本来是应该把肾精、肾气闭藏起来的，如果你去开泄，比如说去冬泳，去跟自然作斗争，去出汗，就违反了冬天的养藏之道，伤肾很快。

冬天是进补的季节，意思就是说冬天是补肾的季节。

梁冬：传说中牛鞭、虎鞭补肾，效果到底怎样？

徐文兵：很多人说的补肾药其实是催欲剂。催欲，本来是没有性欲的人硬是被撩拨起来了。没有性欲其实是一种自我保护的行为，阳痿和没有性欲、性冷淡是人的一个阶段，因为我透支多了，现在要歇会儿。但这帮人还不歇，还要吃壮阳药、春药。实际上壮阳药都叫春药。什么意思？撩拨起来，把你逗起来，这是在过度摧残自己。

梁冬：都是短期行为。

徐文兵：所以他们这些人吃的牛鞭、虎鞭、鹿鞭都是入肝的，最容易生火。它们都叫宗筋，不是补肾而是补筋的。吃完以后，先补肝木，原本姿色平平的人，他也觉得漂亮了；原来对这个人没有兴趣，他突然变得有兴趣了。这其实是把心火撩拨起来了。最后心火再反侮，把自个儿那点藏起来，打算留着以后用的肾精再射出去，早早地用完了，这就是所谓的"速死之道"。

梁冬：所以，像美国现在的经济叫需求不强。

徐文兵：打强心针、壮阳剂。

梁冬：注入流动性。

徐文兵：然后就会出现暂时的繁荣，好像触底反弹了，经济恢复了。那些通过吃壮阳药来使自己勃起的人，以后会病得更深，用任何药也没用了。

梁冬：很多人都认为，现在的美国通过刺激流动性，大量注入流动性资金的做法来刺激经济，是经济开始见底反弹了，显然不是。

徐文兵：显然是一阵虚火。

梁冬：这就是明道以后，你即使不懂经济，也可以看到

没有性欲、阳痿、性冷淡其实是一种自我保护的行为，因为我透支多了，现在要歇会儿。

实际上壮阳药都叫春药。什么意思？把你逗起来，这是在过度摧残自己，都是短期行为。

牛鞭、虎鞭、鹿鞭都是入肝的，最容易生火。

其中存在的问题。

徐文兵：所以中国古人讲的是培养通才，一通百通。他们是站在一种哲学或者是玄学的高度来看问题，有预见性，因为他们看清了推动事物背后发生、发展的那股力量，而不是拿给我看有形、有状、有像的东西。

冬天进补的话，我们说一定要先把自己的肾精给补住，不让它漏了。这样才能养精蓄锐，以待来年开春用。其实真正的补肾药是偏凉的，比如说生地黄，是黑色的，还是味止血药，它还有另外一个名字——地髓。

梁冬：大地的骨髓？

徐文兵：你想想，这味药厉害不厉害？所以，我们可以用生地把那些肾精漏得太厉害的人给补上。

梁冬：那有一味叫"淫羊藿"的是什么药？

徐文兵：淫羊藿是催欲剂，它是补肝的药。为什么叫"淫羊藿"？就是羊吃完这种草以后会不停地交配。古代也有拿动物做试验的，一看这药这么厉害，那给人吃点，人也起性。

梁冬：有一年我在新疆，当地的官员请我们吃饭，点了一种用淫羊藿泡的酒。当时我年轻力壮，喝一杯之后，不光是鼻子出血，真的是整个人弹起来了。

还有，我们刚才讲到了"肾气浊沉"。除了淫羊藿之外，很多人都觉得，还有一些药也是补肾的，比如说枸杞、肉苁蓉。

徐文兵：我告诉你，枸杞子绝对不是补肾的药，它也是催欲的药。你看，它的颜色是红的。以前有句俗话，叫"离家千里，不服枸杞"。为什么？意思是老婆不在身边，孤身一人远行，不能吃枸杞。吃完枸杞就会像喝完用淫羊藿泡的酒

中国古人讲的是培养通才，一通百通。他们是站在一种哲学或者是玄学的高度来看问题，有预见性，因为他们看清了推动事物背后发生、发展的那股力量，而不是拿给我看有形、有状、有像的东西。

枸杞子绝对不是补肾的药，它也是催欲的药。以前有句俗话，叫"离家千里，不服枸杞"。

一样，心潮澎湃，生机发动。

枸杞在治疗一些比如说性冷淡、手脚冰凉的症状时可以用。但作为补肾的药，它不能用。其实，植物也是一个矛盾体。枸杞是温热的，催欲的。但是枸杞树的根皮——地骨皮，却是一味非常好的补肾药。它也是凉性的。我经常用这味药治疗更年期女性的烘热、出汗等症状。有些人晚上盗汗，汗出了一身又一身，得换好几身衣服，这是什么？肾精在漏。用地骨皮熬汤喝，能扑灭那束小火苗，心火下去了，肾精就凉下来了。

▶ 枸杞树的根皮——地骨皮是一味非常好的补肾药。

11.很多人的肾虚其实是心虚

徐文兵：现在很多人都以为自己肾虚，其实他的肾不虚。那他哪儿虚？心虚！你看，我只要一说补肾，大家都愿意听，都愿意接受。但我要说"您是实证"，好多人就不乐意了"徐老师，你看我哪儿虚呀？"我说："您不是哪儿虚，您是实证。"

那什么叫"实证"？有了不该有的东西叫"实"，没有该有的东西叫"虚"。现在的人喜欢给自个儿下定义，从来不认为自己的体内有邪气，有了不该有的东西，这就叫虚。所以，有句古话叫"人参杀人无过，大黄救人无功"，就是说，我用大黄把你肚子里面堆积的残渣余孽、痰浊瘀血给泻出去，我救了你的命，结果你不谢我。因为你让我泻了，你让我拉肚子了，你伤着我了。

相反，我要是用人参来滋补你，把你补死了。你反而觉得这是好大夫，在给我用补药呢。所以你给达官贵人开药的时候，不用点人参还真不行。古代的人参还不像现在那些人工培养出来的人参，都跟萝卜似的，论堆儿卖。

所以，有一些达官贵人来看病的时候，他本来是实证，根本不能用补药，也用不着开人参之类的药。但是你要不开，他还不高兴。你方子开得便宜了，他还不乐意。他认为自己是贵人，就应该用贵药。

我妈妈的先生叫马衡枢，是大同一位名医。他就将一两人参烧成灰服用。我开人参的时候，也把它烧成灰，变成消食化积的药，既满足了你的虚荣心，又没有给你增加副作用。

▷ 有了不该有的东西叫"实"，没有该有的东西叫"虚"。

▷ 现在那些人工培养出来的人参，都跟萝卜似的，论堆儿卖。

▶ 在过去，医生是没有社会地位的。你看华佗被砍头，扁鹊被暗杀。做医生的，得留千万个小心。都说做医生积德行善，要我说，不见得。如果你救了不该救的人，最后你还得遭恶报。

▶ 吃冬虫夏草，你还不如去好好地睡个觉，好好地去吃五谷杂粮。种子都是植物的精，它就是最好的补肾药，补充你的精气，先将精化成脂肪膏肓，再把膏肓转化成你身体所需的精髓。

世间的食材其实并不是越贵重越大补，只有选择最适合自己的才是最好的。

梁冬：用心良苦。

徐文兵：用心良苦，你既要迎合他的心理，又不能得罪他。在过去，医生是没有社会地位的。你看华佗被砍头，扁鹊被暗杀，做医生的得留千万个小心。都说做医生积德行善，要我说不见得。如果你救了不该救的人，最后你还得遭恶报。

现在人一说进补，就吃冬虫夏草。这种商业炒作行为让不少人都丧失了本性，把本来不是很贵的东西标成了天价。很多人说，冬虫夏草补肾的效果很好。我告诉你，吃冬虫夏草，你还不如去好好地睡个觉，好好地去吃五谷杂粮。种子都是植物的精，它就是最好的补肾药，补充你的精气，先将精化成脂肪膏肓，再把膏肓转化成你身体所需的精髓。要我说，现在人很多是心虚，绝对不是肾虚。

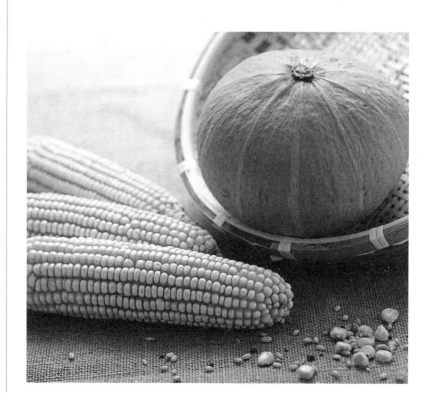

梁冬：除了吃以外，平常还有一些什么东西是对肾比较有帮助？

徐文兵：补肾是因为它在漏，在泄的情况下，我们才去补肾。还有的人是得了肾实证。

梁冬：肾结石算不算？

徐文兵：前列腺的问题，尿不出来尿的问题，肾结石的问题，肾里边长肿瘤以及膀胱里边长肿瘤等等，都是因为补过头了。该尿的东西尿不出来，这是实证；不该尿的东西，你老在那儿漏，这是虚证。

"道可道，非常道。""道"一说出来就变了。所以，你一定要根据自己的体质、时间、地点、场合去调。最好的办法，不是去我的博客上描述一番症状，让我出主意。而是在当地找一个好大夫，让他帮你看看。我告诉你，很多好大夫都在民间。

梁冬：还有一个好方法就是每天晚上尽量早点睡觉。黑夜就相当于四季中的冬天，是我们养肾，养精蓄锐的好时机。睡上一个好觉，第二天你就能生龙活虎，生机勃勃去奋斗、打拼。但现在的人是熬着夜来伤自己的精。

◀ 该尿的东西尿不出来，这是实证；不该尿的东西，你老在那儿漏，这是虚证。

◀ 黑夜就相当于四季中的冬天，是我们养肾，养精蓄锐的好时机。

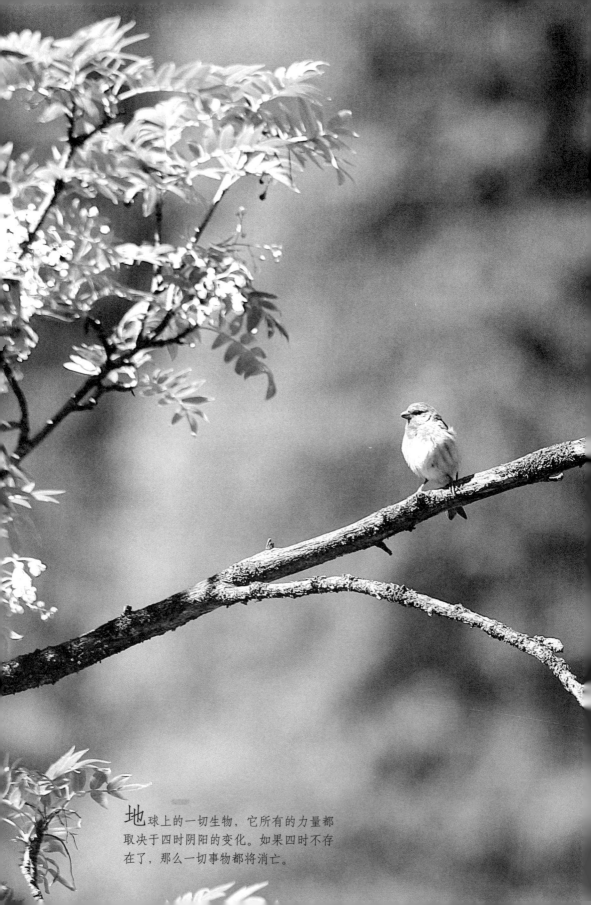

地球上的一切生物，它所有的力量都取决于四时阴阳的变化。如果四时不存在了，那么一切事物都将消亡。

第八章
"顺应四时"就得福

坚信"有志者，事竟成"的人叫"有智无慧"。有智力，但没有那种转弯儿的智慧。

要顺应天地四季的变化，不要人为地把自己的生活变成没有了四季之分。

如果从"根"上，从四季上来调理身体。跟着四时阴阳的变化走，你也就算个得道的人了。

经文：

夫四时阴阳者，万物之根本也，所以圣人春夏养阳，秋冬养阴，以从其根，故与万物沉浮于生长之门，逆其根，则伐其本，坏其真矣。故阴阳四时者，万物之终始也，死生之本也，逆之则灾害生，从之则苛疾不起，是谓得道。

1. 不要做"有智无慧"的人

徐文兵：接下来，我们得说一说"甲型H1N1病毒"。我说这个问题就是要强调两点：第一，大家记住，有因不见得有果。我们经常简单粗暴地认为，有因必有果。"有志者，事竟成""只要功夫深，铁杵磨成针"，这些俗语讲的都是有因必有果。其实世界上的事情并不是这样的。

梁冬：我的观点是：这一个因不一定结这一个确定的果。

徐文兵：这你就扯到另外一件事儿上了。咱们就说"有志者，事竟成"，这是真的吗？

梁冬：这倒不一定。

徐文兵：为什么不一定？

梁冬：反正我看过很多有志的人最后也没有成功。

徐文兵：弄不成，自个儿抹脖子的也有。你要老是坚持这种思维方式的话，就叫有智无慧。他有智力，但他没有那种转弯儿的智慧。哲学是拐弯的学问，如果要上升到玄学的话，它就是门圆圈的学问。

为什么有因不见得有果呢？因为因果之间还有个"缘"字，因、缘、果。我们说这是一桩好因缘，它含有两层意思：第一，有一个诱因；第二，有一个生长条件，这样才会结果。病毒或者是细菌，都是因。那么有了它就一定会造成相应的病理症状吗？比如说猪流感，现在叫甲型H1N1病毒，我们就一定会感染这种病毒吗？一定会高烧，会呕吐腹泻，会肌肉酸痛，然后会死人吗？答案是不一定。为什么不一定？如

◁ 有因不见得有果。

◁ 坚信"有志者，事竟成"的人叫"有智无慧"。有智力，但没有那种转弯儿的智慧。

◁ 为什么有因不见得有果呢？因为因果之间还有个"缘"字，因、缘、果。

271

果你的身体不给它提供那种发病条件的话，就算是你感染了，相安无事。本来这个病叫猪瘟，能让猪死，不让人死，也不知道现在社会是人更像猪了，还是猪更像人了。反正这个病毒会感染到人身上了。

所以中医关心的不是那个因。很多人反对中医说："你们中医连病毒都搞不清楚，怎么治病？"要我说，这种人的思维就是很拙劣。难道我们家进了贼，还必须得先问清楚那个贼姓甚名谁，哪方人士，哪个门派，然后才去把他赶走吗？没必要吧？他是个贼，你要么关门打狗，把他暴打一顿，顺便也把你们家的坛坛罐罐打烂了；要么就开门逐寇，围三缺一，你从哪儿来，让你出去，然后我再总结经验，把我们家的篱笆扎紧了。至于那个贼是谁，我们有必要知道吗？我看护好自家的院子就得了。所以中医治疗是重缘，通过改善环境来达到消灭细菌、病毒的结果。

那个"因"进到我的身体里来了，我虽然不知道它是谁，但是我把你赖以生存的生长条件给破坏掉了，这个"因"在我这儿待不住了，自己走人了，或者它就待在那儿自取灭亡。这就像敌人进攻以后，我知道自己的力量不足以抗衡他，那怎么办？我坚壁清野，敌进我退，不给敌人任何发展的条件。这样的话，敌人连待都待不住，自己走掉了。所以中医不重视因，重视缘。

我们发现，适合甲型 H1N1 病毒生长的人体条件是什么呢？又湿又热的体质。

光有湿，这病还发不起来；光有热，它要活活被烧死。就是那种闷着，好像火烧湿木头的那个状态，正好是这种病毒最佳的生长条件。中医面对这种情况会怎么办？我们会先把他的湿热体质给改善了。比如说流感，老年人不容易得，

▶ 很多人反对中医说："你们中医连病毒都搞不清楚，怎么治病？"要我说，这种人的思维就是很拙劣。难道我们家进了贼，还必须得先问清楚那个贼姓甚名谁，哪方人士，哪个门派，然后才去把他赶走吗？中医治疗是重缘，通过改善环境来达到消灭细菌、病毒的结果。

儿童也不容易得，为什么？老年人体内可能有湿，但是没有热，他热乎不起来；小孩子是纯阳之体，有热，但是湿气又不重。除非他天天喝冷饮、嚼冰棍、喝碳酸饮料。最容易发病的年龄是什么？青壮年。青壮年的体质正好是又有湿，又有热。虽然免疫功能挺强，但是这些人过分劳作，然后脾胃功能低下，吃了很多富有营养的东西，消化不了就变成了痰湿浊液留在体内。就像我们平常做的细菌培养基——琼脂一样，他准备了一份儿丰厚的营养，等待着病毒的光临，所以见一个得一个。

梁冬：这就是为什么美国比较流行这种疾病的原因。因为他们那边冷饮多，ice-cream 也多。

徐文兵：很多人说："我们要提高免疫力，增强人体的免疫力，才不会感染甲型 H1N1 病毒。"我说："你错了。正是那种免疫力过于亢进的人，体内热邪比较重的人才容易得这个病。"

◀ 最容易发病的年龄是什么？青壮年。

2. 五运六气是什么东西

梁冬：上次我们讲到了"肾气浊沉"，我看的这个版本叫"肾气独沉"，这个有什么区别？

徐文兵："独"是错别字。我补充一句，以后我们讲《黄帝内经》会讲到五运六气，那大家在学《黄帝内经》的时候，请记住这么一句话"善言天者，必有征于人"。你把天上的事说得玄里巴几的，我要让你落实到人的身上，得应验它。"善言古者，必有节于今"也是同样的意思。

为什么我这么热爱《黄帝内经》，因为它把古人的智慧以及很多生活规律都总结出来了，而且还把一些事情预测出来了。我们在讲今年（"今年"是指2009己丑年，下面的"今年"亦同）的运气时，我说今年是土运不及的一年，这是根据《黄帝内经》推算出来的。所以《黄帝内经》不仅关心日对地球的影响，它还关心月，关心到五行。

什么叫五行？就是五大行星对地球的影响。这个总结出来的规律，就是每十年有一个变化。也许有一年，水星对地球的影响要变大，我们叫这年叫做"水太过"；也许有一年是金星对地球的影响变大了。那叫"金太过"，比如说今年是什么年？叫土运不及，就是说土星对地球的影响要减弱。对应到人的疾病来讲，人体的土对应的是什么呢？

梁冬：脾胃。

徐文兵：脾胃的功能就弱。当人的脾胃功能减弱时，湿气就容易加重。今年的自然环境就给细菌或者病毒提供了一个可乘之机。对大多数人来说，今年大家的脾胃功能普遍都比较差，相当于湿气较重。

另外，什么叫六气？中医把每年分成六段。有初之气，从大寒开始算；然后有二之气，今年的二之气正好就是甲型 H1N1 病毒盛行的这一段时间，就是湿加上热，是太阴湿土加上了少阴的君火，正好这个病一下就起来了；再往下走到三之气，就是 5 月 21 日到 7 月 22 日这段时间，是湿上加湿，就是说这种病不那么依靠热邪，而是依靠更重的湿气了，这样的话，可能到下一阶段病会更加严重。如果它对热邪的依赖比较重，到下一个阶段热气不足的时候，它就消亡得很快。

大家可以看一下《黄帝内经》的"素问篇"中的"六元正纪大论"里就谈到了今年是己丑年，凡是属甲和己的年都属土。甲年是土太过，己年是土不及。土不及那年发生的病，你去查查看新华社对这个猪流感，或者现在叫甲型 H1N1 病毒感染疾病的发病的症状，对应一下，上吐下泻、肌肉酸痛，这全是脾胃湿气太重的表现，《黄帝内经》早就原原本本地给我们写好了。如果你看到这一段的时候，就会觉得这本书真值得我们去读一读。

所以，以前的中医大夫对今年是什么年？什么运太过？什么运不及？会发什么病？容易出现什么症状？什么药应该用得多一些？什么药应该少用？明明白白，而我们现在都不讲。

土不及的年份，对水的克制就会弱一点。另外，猪是属什么呢？

梁冬：属水。

徐文兵：所以它携带的病毒就容易发作。这是我们中医对它的认识。我建议大家要经常观察自己有没有湿热，你不

275

要关心周围人是不是有那个病毒，你更要关心的是自己身上有没有那个病毒的培养基。大家每天早上伸伸舌头，如果舌头是血红的，你有热；如果舌苔是厚厚的，你有湿。

梁冬：我现在这个舌苔厚不厚啊？

徐文兵：你就是一个易感人群。怎么办啊？很多人早晨拿牙刷刮舌苔。我说："你有本事把那牙刷伸到肠子里去刮一刮！"舌苔厚是什么？"有诸内必形于诸外"，你体内有湿浊，才会表现在舌头上。所以我建议大家，土不及的时候，饮食要清淡，多吃芳香化湿的食物。

3.炖猪肉为什么要加八角

徐文兵：我们以前炖猪肉都用什么？八角。而现在世界卫生组织认可的是一种叫达菲的药，它的主要成分是从哪儿提炼出来的？八角！对付湿浊之症状，就得用八角来消除它的阴寒之性。

梁冬：猪肉烤着吃比较好一点。

徐文兵：在特殊情况下，猪肉除了烤着吃以外，还可以加佐料，比如用八角的温性来中和猪肉的凉性。相反，懂得做菜的人，做羊肉的时候切忌放八角。因为这样会热上加热，而且做出来还不好吃。做羊肉很简单，用点葱、姜、萝卜，加点盐，清炖最好。用葱、姜、萝卜是为什么？去羊肉的膻味。现在的羊肉改良了，不那么膻了，你拿盐水炖，出来就是一锅好羊肉。相反，吃鱼的时候，你必须得放特别辛、特别温的药，比如说桂皮、八角，这样做出来才好吃。为什么好吃？因为符合你的天性，这是我们中国人的智慧。

梁冬：吃点儿别的什么肉，能改善这样一个湿热的状况呢？

徐文兵：湿热本身就不该吃肉，这时候就应该熬上砖茶喝。所以，我们要学学那些吃肉、吃油腻多的人的养生方法，熬壶砖茶喝，再在里面稍微加点盐（因为光喝砖茶容易涩），防止体液流失太多。我建议大家，有热的话，要吃一点清心火的东西，比如说炒点苦瓜吃、用莲子心泡点水，或者干脆就弄点黄连。如果你体内有湿，一是要忌口，不要再吃那些

◁ 炖猪肉为什么用八角？因为可以消除它的阴寒之性，对付湿浊之症状。

◁ 做羊肉的时候切忌放八角。因为这样会热上加热，而且做出来还不好吃。吃鱼的时候，必须得放特别辛、特别温的药，比如说桂皮、八角，这样做出来才好吃。为什么好吃？因为符合你的天性，这是我们中国人的智慧。

湿气重的食物，比如说肉类。再一个，水果还没有下来的时候，不要吃。我反对吃不应季的水果。那吃点什么？粘腻不清的东西？它反义词是干爽。所以要多吃点烤的东西，比如说锅巴、饭焦、烤馒头片。

梁冬：刮刮油。

徐文兵：我们也可以把脆生生的青菜，用蒜茸炒或者直接清炒，如果不喜欢油，就白水一焯。广东人经常是白水焯个生菜，挺好吃的，这些都是清热的。

如果能摘点野菜，比如说苦菜、蒲公英、紫花地丁，那就更好。当我们处在湿和热，也就是太阴湿土加上少阴君火的阶段，而下一个阶段就是从 5 月 21 日到 7 月 22 日，这时候，两个太阴湿土叠在一块儿了，湿上加湿，这时大家一定要保持外面的干燥和肠胃的干爽。如果端午节快到了，我建议大家少吃粽子。应该去采点艾叶，弄点菖蒲，菖蒲就是一味特别好的去痰、浊、湿的药。

梁冬：菖蒲怎么弄呢？

徐文兵：弄点菖蒲的根、叶，然后熬成茶喝。那个粽子就别吃了，又粘又腻不好消化。

▶ 我反对吃不应季的水果。

4. "夫四时阴阳者，万物之根本也"

不要人为地把生活变得没有四季之分

梁冬：上次讲到了"肾气独沉"，现在该讲"夫四时阴阳者，万物之根本也"。

徐文兵：这要开始总结性发言了。四时就是四季阴阳的变化，也就是寒热的交替，光照时间的延长和缩短，它的变化是我们身体跟着它走的那个阴阳平衡的根和本。根和本有什么区别呢？根的反义词是什么？

梁冬：叶嘛！本的反义词就是末嘛！

徐文兵：落叶归根。本的反义词肯定是末。根的反义词是叶或者梢，这个说法是我在目前状态下想到的，我觉得根是root，为什么呢？我老想，当你对一个汉字不理解的时候，你把它翻译成英文试试。这个本不是root，它是树干。

梁冬：是吗？

徐文兵：是树干，末也是树的分支和梢节，说到这个，大家如果有不同意见，可以告诉我本不是root，因为《说文解字》上说："木上曰末"，"木下曰本"，书说的很含糊，你应该直接告诉我，土上边算什么，土下边算什么也行。但事实上不是，所以我们说照顾根本，是照顾埋在地下、粗壮的主干。

梁冬：那个称之为本。

徐文兵：对，说到"万物之根本也"，也就是说：在地球上生活的所有一切动物和植物，它的那种力量，或者它那

◀ 四时就是四季阴阳的变化，也就是寒热的交替，光照时间的延长和缩短，它的变化是我们身体跟着它走的那个阴阳平衡的根和本。

◀ "根"的反义词是"叶"；"本"的反义词是"末"，是树干，"末"也是树的分支和梢节。

种物质，力量是阳，物质是阴，取决于四时阴阳的变化。如果没有这种四季交替和更迭的话，它那种有赖于生存的根和本也就不存在了，那么附着在土地上所有一些美丽的事情都不存在了。

梁冬：现在又有暖气，又有空调，然后冬天也可以补足，夏天也可以拉回来，这样的话，四季就不那么分明之后，是不是万物的根本就会被动摇呢？

徐文兵：就会被动摇了，首先表现出来就是物种逐渐的灭掉。也不会那么丰富多彩了。很多人都说：赤道适合人类居住吗？

梁冬：不是很适合。

徐文兵：南北极也根本没法让人类生活、居住。世界上的物种，特别是人类，最优秀的、最发达的地区都在什么纬度？

梁冬：都在北纬。

徐文兵：在这些地方，四季分明，植物和动物丰富多样，同时也导致了以植物和动物为食物的人类营养物质丰富多样，因此人杰地灵。

很多高度发达的国家，比如说四大文明古国，你看它所在位置，就在这一带。

我觉得要顺应天地四季的变化，不要人为地把自己的生活变成没有了四季之分。有人经常说哪儿哪儿四季如春，适合居住。如果是这样，这里的植物发育的时候怎么秀，怎么穗，怎么去孕育果实，怎么去结籽儿？

梁冬："夫四时阴阳者，万物之根本也。所以圣人春夏养阳，秋冬养阴，以从其根。"

徐文兵：我们说人要有知、有觉。很多时候，有些人还

▶ 现在又有暖气，又有空调，然后冬天也可以补足，夏天也可以拉回来，这样的话，四季就不那么分明之后，万物的根本就会被动摇。

▶ 要顺应天地四季的变化，不要人为地把自己的生活变成没有了四季之分。

真不如动物，动物虽然无知，但它有觉，知道怎么踩着四季的步点走。

梁冬：地震来了，它知道跑。

徐文兵：我有个病人，她说她天性就非常敏感。她说我们家孩子哭了是饿了，是热了，还是要去巴巴了，她能听出来。尽管他就是哭，但是她是位很敏感的母亲。

地震那天，她正好在四川。那天中午，她就是烦躁得睡不着觉，那时候，她刚生完孩子。她说："楼下有条狗，那天中午那条狗的叫声就不对。"那狗是什么？

梁冬：狗就有觉嘛。

徐文兵：然后那天就地震了，她抱着孩子先躲到卫生间，然后又冲出去，这就是一种觉。可是我们现在就发展了后天的那个所谓的"意"，很刻意地把先天的"觉"给磨灭了，这就更谈不上"悟"了，全部把它们蒙蔽掉。又学了一些"知"，如果这些"知"是真知灼见也就算了，学的还是一些歪门邪道。到最后，就把自己的身体搞坏了。

▷ 有些人还真不如动物，动物虽然无知，但它有觉，知道怎么踩着四季的点走。

▷ 我们现在很刻意地把先天的"觉"给磨灭掉，更谈不上"悟"了，又学了一些"知"，如果这些"知"是真知灼见也就算了，学的还是一些歪门邪道。到最后，就把自己的身体搞坏了。

5. "所以圣人春夏养阳，秋冬养阴"

人活着一定要顺其本性

徐文兵：明白了四季的变化对动、植物的影响以后，圣人是怎么做的呢？说到这，我们先来复习一下什么叫"圣人"。"上古天真论"说了，做人一共有四个境界，最高的境界叫真人。真人是什么？"提挈天地，把握阴阳，呼吸精气，独立守神，肌肉若一"——这是真人。还有一种比真人稍微低一点的，"亦归于真人"叫至人。"游行于天地之间，视听于八达之外"，这是我们仰慕的人。但圣人是"适嗜欲于世俗之间"，跟大家一块儿混，跟大家一块儿处得也不错。然后也能"和于阴阳"，用一句话来总结就是，肉体在人间、灵魂在高处，这是圣人，知"道"的人和得"道"的人。

梁冬：就是拎得清的人。

徐文兵：春夏的时候，日照的时间越来越长，阳气越来越足。人怎么办？养阳！到秋冬，日照的时间越来越短，天气越来越凉爽，我们就得养阴，两不耽误。这就落实到一个问题，什么叫"养"？

我们经常说感谢父母的养育之恩，要懂养生之道。其实关于"养"我总结了一句话，叫顺其性。顺其本性叫"养"，逆其本性就叫"杀伐"。当春天万物萌动、生发的时候，我顺着它那个劲走，这叫养生吧。在夏天，万物疯狂热烈地拔节的时候，我就要养长了，我就要热情洋溢起来，"若有爱在外"。到秋天，我又急流勇退，往回收敛，这也叫顺其性。你

▶ 所谓"养"就是顺其性，顺其本性叫"养"，逆其本性就叫"杀伐"。

顺着天性去养你的人性，这就叫养。

圣人怎么养阳呢？当春天阳气萌动、生发，你内心里感觉发情的时候，顺着这样的趋势走，你的阳气就顺利地得到了生长。但这会儿最怕什么？倒春寒，怕杀而不赏，怕惩罚。

养生叫"生而勿杀，予而勿夺，赏而勿罚"，这叫不折了你的锐气。古代兵家就说明天要打仗了，头一天，将军跟人下盘棋。平常他老输给那老头儿，没想到这次，他连赢好几盘。打完仗以后，老头的儿子告诉他：我家老头说怕折了你的锐气。这就是中国人的智慧！你看，宋江带兵出征，狂风一卷，帅旗"嘎巴"一声被折断了，吴用马上就说咱们退兵吧。

梁冬：这叫外应！

徐文兵：你要是不懂得阴阳之道，在那种情况下硬出兵。人家就会说这人是傻帽儿。事实上那次出征，晁盖就不听话，结果中了史文恭的毒箭，要了命了。

这就叫春夏养阳。刚才说到了"傻帽儿"这个词，"傻帽儿"是什么？杀阳。喝冷饮、吃冰棍、吹空调，这些绝对不是圣人会干的事儿。所以到了热的时候，你怎么办？喝口热茶。喝完了以后，舌下生津，液下出汗，习习生风，那种感觉真是爽。

喝茶也有茶道，什么叫茶道？喝完茶以后得到了一种出神、得道的感觉。写书法写到凝神静气，一下就力透纸背，那你也得道了，不过得的是书道。现在都落到了"术"这种境界，比如说茶艺。

徐文兵：吃那种味儿产生了一种得道的感觉。而很多愚笨的、愚蠢的人必须通过吸毒才能得到那种感觉，但是，懂道的人通过吃饭就能感受到。不过那顿饭一定要做得"和"，

● 什么叫茶道？喝完茶以后得到了一种出神、得道的感觉。写书法写到凝神静气，一下就力透纸背，那你也得书道了。懂道的人通过吃饭就能感受到。不过，饭一定要做得"和"，就是说，你是什么体质，现在是什么季节都要明白。

就是说你是什么体质，现在是什么季节，这一次做了什么味道的饭，舌尖一舔，嚯！

梁冬：高潮就来了。

徐文兵：任督二脉就通了，得道了。你说，做一个人多幸福呀！

梁冬：人生难得嘛。

▶ 现在大家都逆于阴阳，闹出了一身的病，所以我对很多人的评价是苦中作乐！

徐文兵：现在大家都逆于阴阳，闹出了一身的病，所以我对很多人的评价是苦中作乐！

有一次，我问过朋友这样一个问题——"你过得幸福吗？"

他说挺幸福的。"你为什么觉得幸福？"他说："你看，我这儿长了块湿疹，我挠挠它就觉得特舒服。"

我说："你想没想过，你这种舒服是建立在先有病的基础上的，其实你本来不应该有这种舒服感的。如果你没患这个病，你不就没法感受到这种所谓的舒服了吗？"

▶ 什么叫苦中作乐？在一种病态的状态下追求病态的快感，还觉得自个儿活得挺幸福。

梁冬：这让我想起一个朋友，他说："香港脚是不能随便治好的，因为挠香港脚是很舒服的一件事情。"

徐文兵：这就叫苦中作乐。在一种病态的状态下追求病态的快感，还觉得自个儿活得挺幸福，他已经体会不到健康的人才有的"肾气有余，气脉常通"的那种感觉。那么他们落下的病是从哪儿得来的？主要是春夏不养阳。

梁冬：秋冬不养阴。那秋冬如何养阴呢？

▶ 真正讲究的人都是吃来年的柿子。

徐文兵：立秋以后，我们的第一感觉是从闷热、潮湿的状态转到了秋高气爽。但爽过头后是一种什么样的感觉？燥。怎么办？你看，到秋天，梨、苹果、柿子这些水果都熟了，正好润燥。

梁冬：天地自有平衡法则。

徐文兵：老天把你们造出来，让你们都活得挺美。结果

284

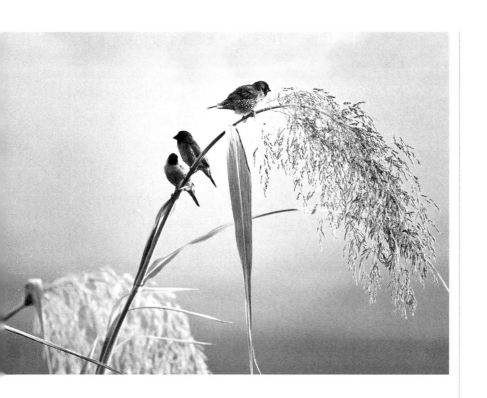

天地自有平衡法则。大自然的一切生灵，只有与其所处的环境共振和谐，才能体味生命之幸福。

你们认为自个儿已经长大成人了，就开始跟你爹妈，跟老天爷对着干，最后闹得自己很痛苦。

所以，秋冬养阴的第一步就是吃些水果来润燥。你看，柿饼的霜就能治干咳。真正讲究的人都是吃来年的柿子，把当年收的柿子放在地窖里，第二年的秋天才拿出来吃，那会儿的柿子那涩劲就全没了。柿子如果刚收下来，它里面有一种鞣酸，一是能润燥生津，望梅止渴；另外，它有收敛性，一收敛就会形成一种结石在胃里，把胃都给吃硬了。可是吃来年的柿子，就没有这种涩劲，完全就是润肺了。

梁冬：中国人活得真是优雅。

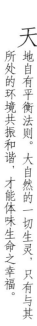

老天把你们造出来，让你们都活得挺美。结果你们认为自个儿已经长大成人了，就开始跟你爹妈，跟老天爷对着干，最后闹得自己很痛苦，一身是病。

燕窝、海参、蘑菇等这些阴寒的东西，冬天吃最好，这会儿正好是养阴的时候。

285

▶ 夏天绝对不适合去炖一锅蘑菇汤来吃。首先这叫水土不服。水土不服有两种可能性：一是你到外地吃，一是你在本地把外地的东西拿来吃。

徐文兵：太优雅了。还有在秋天，我们要注意贴秋膘。

梁冬：夏天、冬天呢？

徐文兵：在夏天，我们一定要吃姜，因为夏天人体的阳气是发散在外的。相当于前方战事紧，后方的军力就有点空虚了。敌人要是这会儿乘虚而入，再去伤你肠胃的话，就是"太阳不长，心气内洞"。手太阳小肠本来是赤肠，结果给闹成冰块儿的话，那就完蛋了。到了冬天，绝对是补益的时机到了。大家都说冬天要进补，我说冬天要进益。燕窝、海参、蘑菇等这些阴寒的东西，什么时候吃最好？冬天，这会儿正好是养阴的时候。

梁冬：夏天不适合吃？

徐文兵：夏天绝对不适合去炖一锅蘑菇汤来吃。我们现在一说蘑菇，就会想到云南采来的猪拱菌、鸡枞菌什么的。首先这叫水土不服，水土不服有两种可能性：一是你到外地吃，一是你在本地把外地的东西拿来吃。人现在厉害了，能把千里之外的东西瞬时空运过来。

▶ 得病早死的人，都是那些有本事的人，既有钱，又有势，能吃到别人吃不到的东西，最后把自己给吃死了。

我告诉你，得病早死的人，都是那些有本事的人，既有钱，又有势，能吃到别人吃不到的东西，最后把自己给吃死了。与其那样，还不如像咱们，方圆百里出产什么，咱就吃什么。你看穷人家的孩子长得都很结实，有钱人家的孩子反倒瘦瘦弱弱的。

梁冬：上天是公平的。

6. "以从其根"

人类是一部退化史，不是进化史

梁冬：接下来是"以从其根，故与万物沉浮于生长之门"。

徐文兵："从"就是我从了嘛，跟着它走，叫顺从。你逆着它叫戗着、佐着、反着来。

梁冬："以从其根，故与万物沉浮于生长之门。"

徐文兵：万物，不光是人。沉浮，阳气生起来叫浮，你看，给同一个人号脉，同样是桡动脉这个位置，冬天的时候，你得用点劲儿才能摸出来，因为他的阳气收敛进去了。到了春天，它又浮起来了，稍微一搭就摸到了。所以人体气的变化，古人叫它沉浮。春夏的时候，阳气浮起来了，嚣张地发散出去，表露出来；到冬天，阳气就收敛进去了。

梁冬：冬天脉浮在外面的话，说明什么？

徐文兵：死了。我小时候背过《濒湖脉学》。大家都知道，李时珍写有《本草纲目》。但他对中医的贡献，有比《本草纲目》更大的。

他写了本书叫《奇经八脉考》。平常中医用的脉都是十二正经，肝、心、脾、肺、肾、心包，再加上六腑——胃、大肠、小肠、膀胱、三焦、胆。只有那些道家修炼过后才能打通的是奇经八脉。奇经八脉走的是元气，它对唤醒人的自愈潜能的影响太大了。可是从《黄帝内经》以后，奇经八脉是怎么走的，有多少个穴，慢慢地都失传了。

"从"就是我从了嘛，跟着它走，叫顺从。你逆着它叫戗着、佐着、反着来。

到了明朝，李时珍说了一句话，他说"内景隧道，惟返观者能照察之，其言必不谬也"。就是说古代人说的这些经络，是那些大巫、大医们在观察自己的时候体会出来的感觉，他们记载的肯定不是错的。只是我们现在人的功能都退化了。

其实人类是一部退化史，不是进化史。你看，有了手机后，你还记你朋友的电话吗？有了GPS后，你脑子里还有地图吗？我们人类对这些东西越来越依赖，结果就是我们的本能越来越退化。后来李时珍写了一本书叫《奇经八脉考》，他把失传的奇经八脉，任脉、督脉、阴跷、阳跷、阴维、阳维、带脉、冲脉重新总结出来。所以跟着李时珍学医的话，我们等于又重新回到了中国那种本原道家的医学境界。

梁冬：那李时珍也是道家喽？

徐文兵：当然是道家了。第二，李时珍还写了一本书，是一本普及性的读物，叫《濒湖脉学》。他把历史上记载的二十七种脉象以歌诀的形式写了下来。比如说我们刚说到的浮脉，他说"浮脉惟从肉上行，如循榆荚似毛轻"，轻轻一摸就能摸到。"三秋得令知无恙"就是说，在春、夏、秋这三季，我们都有可能摸到浮脉。唯有一季是摸不到浮脉的，那就是冬天，因为它藏进去了。

"三秋得令知无恙，久病逢之却可惊"，一个病了很久的人，脉突然浮起来了，那就是真阳外越，元神快走了，快回光返照了。这是李时珍的原话。现在很多人想学中医，那我给大家推荐一个我的"启蒙老师"——李时珍写的《濒湖脉学》。为什么叫《濒湖脉学》，因为李时珍到晚年自号"濒湖老人"。

《濒湖脉学》其实说的就是沉浮。中医号脉有浮脉、沉脉。一般来说如果你感冒了，这时候正邪交争于体表，我们

▶ 有了手机后，你还记你朋友的电话吗？有了GPS后，你脑子里还有地图吗？我们人类对这些东西越来越依赖，结果就是我们的本能越来越退化。

▶ "三秋得令知无恙，久病逢之却可惊"，一个病了很久的人，脉突然浮起来了，那就是真阳外越，元神快走了，快回光返照了。

一摸就知道：哦，你感冒了。还有的人是一号脉，我说"你感冒了"，结果对方回句："没有啊，我没事！"等回家第二天，"徐大夫，你真神了"！回家我就烧起来了。"为什么？因为他来找我看病的时候，他体内的正邪之气的斗争已经开始了，但他的烧还没发出来。这就是为什么中医通过号脉就能够预测一些事情。

另外，一号脉，没脉，摸不着。然后按到骨头了，手一拿开，留了仨指头印才摸着那个脉，这种病是什么？主沉，主里，就是病得很深。如果你摸到了这种脉，再摸到身体里面有一些包块，癥（zhēng）瘕（jiǎ）积聚，那我建议你马上去医院做检查。

梁冬：有一次，我去参加巴菲特股东大会的时候，听到一个投资者在讲一个话题，挺有意思。他说现在的美国经济，从实体经济上来讲，其实并没有变好，但股市上突然出现了一波热潮，以他们投资人的眼光来看，这是非常危险的。

徐文兵：这就是回光返照。

梁冬：它属于在冬天的时候，脉突然浮起来了。

徐文兵：冒出来了，被煽动起来了。

7. "故与万物沉浮于生长之门"

活得不累的智慧

梁冬：什么是"故与万物沉浮于生长之门"？

徐文兵：当你"春夏养阳，秋冬养阴"的时候，你能体会到一种节奏感，而且是呈曲线发展的。如果你能跟上这种节奏的话，活得就不累。这就好像大雁飞一样，为什么大雁要排成"人"字飞？因为大家都扇动翅膀，形成了一股气流之后，大家都省劲。你顺着四季阴阳的变化走的话，你也会活得省劲。

"沉浮于生长之门"，我觉得这只能说是一个养生的入门。比如说有人因为长了痤疮、青春痘来找我看病。我一看就问："你是不是三班倒的护士？你是不是飞国际航班的空姐？"如果是，那你就别找我，别浪费钱，没用。

我在这儿给你调气调血，调阴调阳，调理脾胃的功能，结果你那个时差老是乱的，那就等于没调。根和本其实对应的是天地。你在根本上错了，我们只是人为地在枝枝叶叶上进行修补，有意义吗？最后你的病也好不了，我还坏了自己的名声。你说："徐大夫，我找你十次了，你也没把我的痘给消下去。"问题在哪儿？在根本上。

为什么古人要把"四气调神大论"放在"上古天真论"后跟着讲？四时的变化其实就是主宰我们身体运动的神的变化。很多人问我："怎么用我的意识感染我的神？我饿的时候，紧张的时候，让它放松。需要的时候，让它勃起？"

▶ 当你"春夏养阳，秋冬养阴"的时候，你能体会到一种节奏感，而且是呈曲线发展的，会活得很省劲。

▶ 根和本其实对应的是天地。你在根本上错了，我们只是人为地在枝枝叶叶上进行修补，有意义吗？

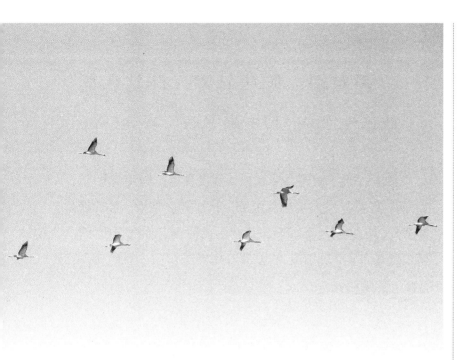

人应该像大雁一样，懂得怎样让自己『飞』得省劲。

如果它不听你的，那你得想个办法让它听。什么办法？其实是你听它的。它是跟着天地间那个神的节奏走的，你就让它顺着神的节奏走，这样就好了。最后，你的神跟你处得特快乐。

我觉得这个节奏是我们养生的最基本的节奏。离开了这个节奏，你不要谈其他，吃得再好，营养补充得再丰富，医疗保健条件再齐全，也是没用的。如果一个东西从根上坏了，那怎么救也是没用的。

◀ 不跟着四季的节奏走，你吃得再好，营养补充得再丰富，医疗保健条件再齐全，也是没用的。如果一个东西从根上坏了，那怎么救也救不过来。

8."逆其根，则伐其本，坏其真矣"

跟天地作对，哪有好下场

梁冬：接下来是"逆其根，则伐其本，坏其真矣"。

徐文兵：圣人是从其根的，你如果逆其根，那你就是个傻帽儿。你在春夏不养阳，该热乎的时候，你把它给冰住了；到了秋冬，你不养阴，还去健身房锻炼，出一身的汗。那汗是阴，还是阳？

▶ 圣人是从其根的，你如果逆其根，那你就是个傻帽儿。

任何事情，如果坏了其『根本』，则一切都来不及了。

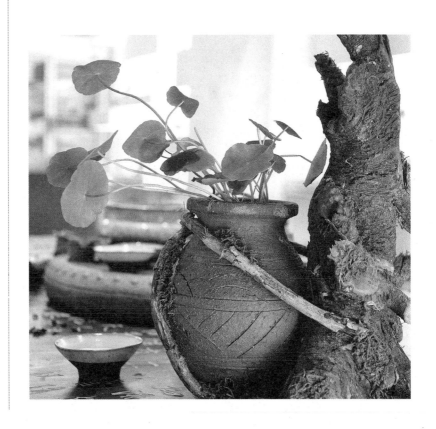

梁冬：汗主血，应该是阴。

徐文兵：当然是阴，体液嘛。然后还有人去减肥，去吐，去泻，那都是在秋冬不养阴，反而去伤阴的表现。你说这是不是逆着走，跟天地作对呀？你跟天地作对，那下场能好吗？我为什么说"本"是树干？

梁冬：伐其本。

徐文兵：你怎么不伐根呢？伐，就是砍树，如果你把支撑你生命的"根""本"给弄坏了，那附着在根和本上的枝节、梢叶也就不存在了。同时，你还会产生许多奇奇怪怪、莫名其妙的想法。

梁冬：那什么叫"坏其真"呢？

徐文兵："上古天真论"我们已经讲过了，"真"是我们说的元气，也就是真元之精和真元之气，这是我们的根本。我们讲了，脑髓储存在上面，渗透到下面炼精化气，然后沿着我们的脊柱上去，这条路线叫督脉；沿着我们腹部正中线上去的叫任脉。这就像把从根上发出来的气血和能量输送到人的枝干上一样。如果你把四时阴阳的秩序给弄乱了，第一，元精毁了；第二，元气毁了。所以《上古天真论》说"恬淡虚无，真气从之，精神内守，病安从来"。

◀ 如果你把支撑你生命的"根""本"给弄坏了，那附着在根和本上的枝节、梢叶也就不存在了。同时，你还会产生许多奇奇怪怪、莫名其妙的想法。

◀ 如果你把四时阴阳的秩序给弄乱了，第一，元精毁了；第二，元气毁了。

9. "故阴阳四时者，万物之终始也，死生之本也，逆之则灾害生，从之则苛疾不起，是谓得道"

活得太细要出毛病

梁冬：什么是"故阴阳四时者，万物之终始也，死生之本也。逆之则灾害生，从之则苛疾不起，是谓得道。道者，圣人行之，愚者佩之。"

徐文兵：重点讲一下"从之则苛疾不起"这句话。就是说，当天地四时出现不正常的变化情况时，唯有圣人从之，"故身无奇病，万物不失，生气不竭"，"奇"其实写错了，应该是"身无苛病"。苛是细，比如孔子说"苛政猛于虎"。

梁冬：定得太细了。

徐文兵：为什么太细了？当一个领导事无巨细，事必躬亲，事事要过问的时候，这个领导绝对是一个要被开除的领导，他完蛋了。他自己很累，闹得底下人也很累。为什么？从根本上说，这人失心、失德了。真正的统治者是尊重员工的，他绝对不会在办公室里安个摄像头，他也绝对不会规定说上厕所只能花多长时间，他也绝对不会让员工去打卡。为什么？因为他没有蠢到那一步。人心是拿这些细则就能控制得住的吗？

梁冬：所以法家发展到后面就会有问题。

徐文兵：就完蛋。法家是在他明知自己失心、失德以后，还要维持统治而不得不做出来的。真正治人的话，他是"得人心者得天下"。你安排一个员工，让他每天早晨一醒来

▶ 当一个领导事无巨细，事必躬亲，事事要过问的时候，这个领导完蛋了。

就很高兴——"我要上班去了"。高高兴兴地来你这儿上班，把到你这儿工作当成是一种享受，甚至还会产生一种自豪感和神圣感。这样的领导是得道的人，他管理的公司可以不要任何的规则、细则。相反，你规定人家几点上班，迟到几分钟就要扣钱，你知道出工不出力吗？咱都打过工，我是大学毕业，留校是搞行政，做秘书出身，咱都是看领导眼色长大的。所以这种苛政不得人心。

苛疾有两个表现，一是小毛病，这是指身体上的；另外，我研究人的身心问题后发现，很多人得的毛病就是因为活得太细了。北京话管这种"苛"叫鸡贼，也叫事儿。一说"这个事儿妈""鸡贼"，就是说这人很算计，在不该算计的地方去算计。算计别人的时候，把自个儿也算计进去了，结果还闹了一身病。

为什么？"苛疾"代表他心胸比较窄小，气脉不大通畅，容易在那儿堵。这种人还容易生疑。他不相信自己，也不相信别人，所以他在那儿算。他为什么要制定那些规章制度？因为他不相信别人啊。这种人的身体属于那种阴寒负面的状态，所以他表现出来的是阴寒负面的思维和情绪。

我经常跟人说，疑不是不相信，它比不相信还要差。相信别人有四个层次：第一，我相信你；第二，我不怀疑你；第三，不相信你；最不好的一个是——我怀疑你。所以老有疑心的人，落实到心理疾病上，就是强迫症。容不得一点儿瑕疵，一点儿不干净的东西。跟人接触完了以后会反复地洗手，这种人没法儿跟人打交道。为什么？他觉得别人都是脏的。你再往下推论，他觉得他自个儿都是脏的。

◁ 真正治人的话，他是"得人心者得天下"。

◁ 很多人得的毛病就是因为活得太细了。

◁ 相信别人有四个层次。

10.你有"疾"还是有"病"

徐文兵：有个网友给我留言说："徐大夫，我从小就身体特别好。有一次我发烧，烧得特别厉害，过了一晚上，第二天就好了。你看我这是不是有什么病啊？"我说："你没病，你得的那个叫'疾'。"那什么叫"疾"？来得快、去得快，外伤叫"疾"。那什么叫"病"？

梁冬：病是从内到外的，就像灵火。

徐文兵：这是一种说法。刘力红老师有过这种解释：丙是把柄，炳然昭张，火字边带个丙，是彪炳史册；木字边带个丙，就是把柄。都是有了明显的证据了，也就是说，我们通过现代的医学手段检查能发现器质性病变的，这叫"有病了"。来得快，去得也快的，就是个能量病，比如说发烧、上火、受寒，这都不是病，没有证据的东西，找不着客观证据，这叫"疾"。

我们经常问别人"别来无恙"，"恙"是吃的时候有点儿吃多了，是小毛病，偶感风寒，微染小恙。我不能一见面就问别人"你没病吧"，这是找打。说句"别来无恙"，没事儿。所以，"恙"几乎算不上病，因为它不带"疒"。

这个"病"字的另外一种解释，就是"疒"其实是床的意思，就是说人得病以后要躺在床上。中医看病叫什么？临床，君临天下，我亲自到你床前给你看病。

11. 养生说到底就是保本

梁冬：前面我们讲到了"故阴阳四时者，万物之终始也，死生之本也，逆之则灾害生，从之则苛疾不起，是谓得道"。

徐文兵：我再说一下"死生之本"。"本"是树干，"末"是树梢。干如果坏了，那梢儿就不存在了。中医里有句话叫"治病求本"，那么诊病求什么呢？

梁冬：诊病求末。

徐文兵：大家学中医要学会举一反三。人的"本"（形体上看得见的本）是什么？就是我们的主干——身躯、躯干。简单地说就是"身"。末梢在哪儿？手上、脚上。一棵树得病了，最早会表现在树梢、树叶上。树叶枯黄了，逐渐掉了，树梢也慢慢枯萎了。如果你是个得道的高人，一看叶子黄了，树梢枯萎了，就知道"哎哟！树病了"。压根儿不要等到树干枯朽，树根糜烂，只需从梢节上就可发现它病了，就会赶紧给它治。这叫"圣人不治已病，治未病"。

我们在诊断的时候经常要用到手诊。一看手，你有什么征兆，有什么病，就能知道个大概。很多人问我这有没有道理，我说当然有。很多内在的重大疾病最早的征兆不是表现在身体的躯干，而是表现在我们的手和脚上。我们去做足底按摩的时候，帮我们按摩的工作人员就会反映说你肾不好，泌尿系统不好，或者是有头疼的毛病，我说对了。梢节上表现出来，就是"人老先老腿"，就是说当你气血不足的时候，身体会"舍车保帅"，它肯定是先舍梢节。

◀ 很多内在的重大疾病最早的征兆不是表现在身体的躯干而是表现在我们的手和脚上。

297

梁冬：离心比较远的地方。

徐文兵：我们说养生就是保本，什么叫“保本”？就是保证躯干、心脑的气血供应通畅。当你感觉腿脚不灵便、气血过不去的时候，有一种治法是马上去捋胳膊、刮腿，让气血流通起来。但这种治法行得通吗？

> 养生就是保本，什么叫“保本”？就是保证躯干、心脑的气血供应通畅。

梁冬：那用什么办法呢？

徐文兵：要治病就要顺人的性。你知道他腿脚为什么不行吗？因为他体内供应心脑的气血都不够了，所以他才舍了腿来保护心脏。你一进医院，上来个医生就把供应心脑的气血分出一部分往腿上流，这叫“逆其性”，等待你的结果就是让身体情况更差。所谓“治病求本”，就是身体上的毛病表现为末梢的问题，那你就得先调理你的躯干，我保证等你的躯干有足够的气血供应后，你体内多余的气血自然会流到那儿去。

有家医院给人做心电图试验，查完心电图说没事儿，然后说再来做个“运动平板试验”，就让人上跑步机，背上那心电图检查线。这是一种检查方法，当你在剧烈地运动时，心脏的功能负担就会加重，然后心肌的某些缺血症状就能表现出来，这叫诱发心肌缺血。这种诊断是有危险的。结果这人心梗突然发作，死在了跑步机上，最后家属就跟医院打官司。

梁冬：阿弥陀佛！

徐文兵：这件医疗事故说明，当我们本身的心血都供不应求的时候，就应该让肢体保持不动的状态。但有些人说我要锻炼，要健身，于是去跑步。结果本来应该流向心脑的血被强迫着流到了四肢上，结果就是猝死。我们看有一些人死在了健身房的跑步机上。

> 当我们本身的心血都供不应求的时候，就应该让肢体保持不动的状态。

要我说，健身房应该叫“健体房”，很多人是健体而伤身。

所以说到身体，第一，躯干是本。人缺胳膊少腿儿的，这人还能活，但是如果没有躯干，这个人就完蛋了。躯干是我们的本。但在生活中，我们不少时候是颠倒黑白，本末倒置的。

"死生之本"，也就是生命的开始和终结，它也是跟四季阴阳的变化相对应的。我们一定要顺着走，不要逆着干，"逆之则灾害生"。

我们经常祈祷说要没灾没病没害，但如果你跟老天较着劲干的话，小灾小病、大难大害就会不断发生。如果你顺从它走，那就连点儿小毛病都很少发生。就连吃饭、上厕所都觉得是快乐的，很享受。人一不健康，吃也难受，拉也拉不出去，就是拉出去了，人也是痛苦的。尿不出来痛苦，尿得太多也痛苦，反正就是觉得自个儿身体里的神乱了。

这时候，你就要从"根"上，从四季上来调理身体。跟着四时阴阳的变化走，你也就算个得道的人了。所以"上古天真论"说"上古之人，其知道者，法于阴阳，和于术数"，首先他知"道"，然后他"法于阴阳"，就叫"得道"了。这等于是"上古天真论"的一个延伸、扩展，叫"是谓得道"了。

◀ 健身房应该叫"健体房"，很多人是健体而伤身。

◀ 如果从"根"上，从四季上来调理身体。跟着四时阴阳的变化走，你也就算个得道的人了。

很多人痛苦不是因为外界环境、人际关系的困扰，而是因为自己的内心在打架。

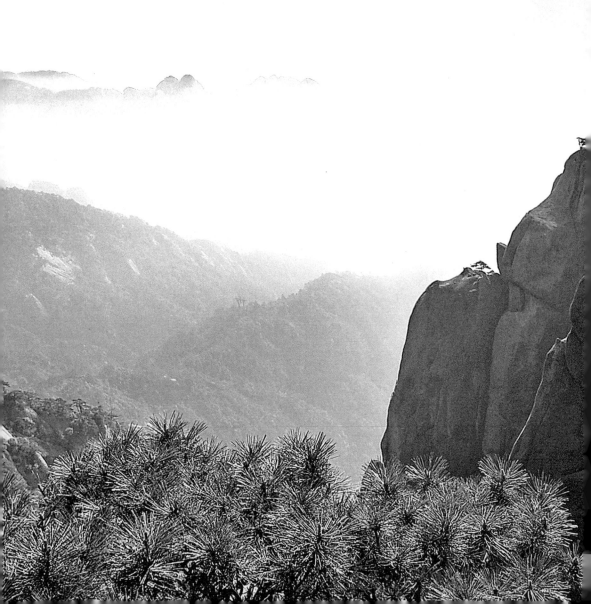

第九章
最好的活法是"顺应天性"

为什么有的单身女性没有相亲的欲望，就连结婚也感觉没意思？

很多人痛苦不是因为外界环境、人际关系的困扰，而是因为自己的内心在打架。整天就处在一个自己拎着自己的头发往死里拽的那种状态，很痛苦。

大家应该尝一尝"顺四时""通神明"后得道的那种感觉，太美妙了。

道者，圣人行之，愚者佩之。从阴阳则生，逆之则死，从之则治，逆之则乱。反顺为逆，是谓内格。

是故圣人不治已病治未病，不治已乱治未乱，此之谓也。夫病已成而后药之，乱已成而后治之，譬犹渴而穿井，斗而铸锥，不亦晚乎！

1. "道者，圣人行之"

按自己的"天性"去活

徐文兵：接下来是"道者，圣人行之"。

梁冬："行之"，就是身体力行地去实践嘛。但是，"愚者佩之"怎么解释呢？

◀ "坐而言不如起而行"。

徐文兵：我们先说说圣人。圣人是先知"道"，知道怎么回事儿。知这个"道"的起伏变化规律了，然后"行之"。有句话叫"坐而言不如起而行"，就是说你"知"这件事了，但你不去实践它，那等于无知。"语言的巨人，行动的矮人"，做这样的人是很失败的。另外，当你"知"一件事情以后去"行"它，这中间是有难度的。为什么？

梁冬：因为还有熟练程度。

徐文兵：还有意识上接受了，内心不接受的原因。我经常说"心"和"意"是两回事。"心"是本能、元神；"意"是指我们后天接受的教育。很多人在意识上接受了这个事，但他发自内心地不认同。

◀ "心"是本能、元神；"意"是指我们后天接受的教育。很多人在意识上接受了这个事，但他发自内心地不认同。

我前一段时间去日本，看见东京有座铁塔，建了五十多年了。上面大概二百多米高的地方有个平台，铺的是透明的玻璃地砖，你站在上面就能看见底下的车和人。当时，我在意识上知道踩上去是掉不下去的，因为它是玻璃钢构成的嘛！但是好多人都伸不出脚，踩上去走走还是害怕啊！

这就叫"知"，你虽然"知"晓掉不下去，但你的内心还是不认同，身和心之间还是有距离，有分裂的。

▶ 要把人培养成有用之人，这说法本身就是个谬论。

实际上，真正做人就要做到自己的心和意是合二为一的。很多人痛苦不是因为外界环境、人际关系的困扰，而是因为自己的内心在打架。心刚刚冒上来一个想法，意就来反对；或者是意冒上来一个念头，心又来反对。整天就处在一个自己拎着自己的头发往死里拽的那种状态，很痛苦。

梁冬：一脚踩刹车，一脚踩油门。

徐文兵：就是这种状态。"心"和"意"之间为什么会出现这么大的矛盾？这就跟我们从小受的教育有关。父母老想把我们培养成一个有用的人，而为谁所用呢？为别人用。所以树林子里面有用的木材全被砍了，留下来的树全是歪七扭八的，不能用。《庄子》说过，要把人培养成有用之人，这说法本身就是个谬论。

▶ 什么是"三岁看大，七岁看老"？

人应该怎么活呢？应该顺应自己的天性去活。所以最好的教育孩子的方法是什么？我们经常说"三岁看大，七岁看老"，三岁之前自由观察他的天性，三岁到七岁这段时间就应该顺应他的天性来诱发、启导他，让他去做一些事情。这样长大的孩子将来一辈子都会活得不拧巴、不扭曲、不变形。他的身心是和谐、统一、一团和气的，他自个儿活得高兴，周围的人跟着也活得很舒服。这就是正确的教育方式。

为什么家长要从小教育孩子"你应该这样，应该那样"。为什么都喜欢把自己从小没实现的愿望强迫加诸在孩子身上。我最近治疗了几个患有强迫症的孩子，发现更应该接受治疗的是他们的妈。

▶ 强迫症的孩子，更应该接受治疗的是他们的妈。

梁冬：有些父母想当然地把小孩生出来，然后一厢情愿地按照自己的愿望去培养。

徐文兵：结果就是"逆其根、伐其本"，孩子倒是按他的意思长大了，称了他的心，如了他的意了，但孩子的心被毁了。

2.如何激活自己的"本能"

徐文兵：刚才我们说到了"行之"，为什么有些事，我们在意识层面接受了，但就是不去行动呢？实际上是没有发自内心地接受。

怎么能让一个人发自内心地接受一件事？调他的情，动他的心，动他的神。光通过言语的力量来调动他，没用。就像你上到铁塔的那个玻璃平台的时候，别人说什么底下是玻璃钢，有保险的，没事儿，你走走吧。你还是会犹豫再三，因为这不是理性能解决的问题。

现在很流行的一种训练叫"拓展"。它能帮你把"心"和"意"合起来。就是到野外去，给你绑上保险绳，然后跳独木桥，或是跨过一个深涧。在意识上，你明明知道摔不死，但就是跨不出那一步。很多人泪流满面，最后退下来了。为什么？因为他的心很弱，接受不了这种刺激。

还有一种训练是让你站在一墩矮墙上，后面有几个人伸着胳膊做出接你的姿势，让你身体笔直往后倒，后脑勺着地，你倒不倒？如果你发自内心地认同你的团队，那你就能倒；如果你心里不相信他们，那你就倒不下去。尽管在意识上，你不断说服自己"他们会接着我的，会接住"。

所以在平时，我们一定要训练自己，一要得"道"，二要知"道"，三要行"道"。"行道"是一件很痛苦的事情，像我读的大学是六年制的，毕业后做住院医、主治医，到后来，我当年的很多同学都改行了，为什么？大家虽然都知"道"

◀ 如何让一个人发自内心地接受一件事？那就去调他的情，动他的心，动他的神。

◀ 在平时，我们一定要训练自己，一要得"道"，二要知"道"，三要行"道"。

了，但最后不去行"道"了，这实际上是一个感情问题。

所以我想我从小受我妈的那种教育感染，可能已经动了我的神，我就是别人都改行了，或者前面有更好的诱惑等着我去做，我都没有改。那会儿，我外语好，我可以去做别的事情，甚至去做买卖，我到了美国我可以改行嘛！为了挣钱嘛！但我依然没改。

为什么？我觉得就是我小时候，三岁到七岁那会儿，母亲给我的影响已经调了我的神，让我坚定地走行医、教书这条路，然后在生活中实践它。在这个过程中，我也坐过冷板凳。别看现在大家说挂我的号有多难，我当年坐冷板凳的时候，大家没看见。但是我咬着牙走过来了，因为我相信自己选的这条路是对的。

梁冬：正心诚意！

徐文兵：你看，把"心"和"意"这两者合二为一以后，什么事都可行了。

梁冬：而且是先正心，后诚意。

徐文兵：比如说举办婚礼，搞个仪式，进行宣誓，从意识层面上判断，这有用吗？签了合同都可以毁约！那宣誓干什么？这其实主要是在调神，在调动你的情绪，激起你产生一种神圣感，让你发自内心地接受这件事情。

梁冬：我个人认为，西方的婚姻是在教堂里完成的，是要互相宣誓的。东方的结婚方式本来还挺神圣的，但一闹洞房就把一件挺严肃的事情给荒谬化了。

徐文兵：我们现在把很多事情都娱乐化和低俗化了，特别是看到神圣的事物时产生的那种肃然起敬的敬意，全毁掉了。现在好多人到寺院去烧香，还计较要烧多少钱的香，这就相当于是在卖人们对它的一种敬意和神圣感。人们对你发

▶ 把"心"和"意"这两者合二为一以后，什么事都可行了。

▶ 我们现在把很多事情都娱乐化和低俗化了，特别是看到神圣的事物时产生的那种肃然起敬的敬意，全毁掉了。

自内心的那种尊敬，值多少钱？我说那是无价的。而我们现在内心的那种神圣感消失了，没有了。

我看见很多人就像行尸走肉一样，两眼无神。我也看到不少人在一些细节、条目上下功夫。但我看到那些真正成事的人，他的脚后跟是有一种力量，眼中是有神采，内心里也有一种信念和信仰的，而且他的后脊梁会产生一股发热的神圣感。他不仅信他坚持的东西，而且还在不断实践。这样做本身就有一种魅力和感染力。

跟随他的人可能会说"即使工资拿得不高，我也要跟着你干"，为什么？因为他们在干的时候有一种幸福的感觉。

梁冬：曾经有人说追女孩，最重要的就是你得投入到你的工作里面。你甭管做什么事情，你一专心的时候，就会有魅力。

徐文兵："精诚所至，金石为开"。古代那么硬的玉是怎么雕？怎么琢出来的？大家不妨想一想，那个雕玉之人的精神状态，现在有几个人能达到？那种状态出来的时候，绝对金石为开。李广射箭的故事大家都知道，某日他喝醉了，忽然看见前面卧了一只老虎，搭弓一射，"啪"的一声射进了。第二天一看，所谓的"老虎"原来是块石头，那支箭就在石头里。然后他重新站在儿丈开外搭弓射箭，怎么射也射不进那块石头了，因为当时射"老虎"的那个状态没有了。所以大家一定要记住，天赋予了我们很多东西，就好像我们买了照相机、电脑，最终到照相机、电脑坏了以后，很多功能我们还是没用上。

梁冬：我们对身体的开发也是这样。

徐文兵：老天爷通过天造地设，让我们成为一个人多不容易啊！有多少神奇的东西被我们自己毁掉、淹没、蒙蔽掉

真正成事的人，他的脚后跟是有一种力量，眼中是有神采，内心里也有一种信念和信仰的，而且他的后脊梁会产生一股发热的神圣感。

老天爷通过天造地设，让我们成为一个人多不容易啊！有多少神奇的东西被我们自己毁掉、淹没、蒙蔽掉了？中医只不过告诉你说"你有这个本事，你应该这样"，而不主张你去拧巴，扭曲着过日子，最后造成一种变态的结果。

很多人身上都有超乎于别人的神奇东西，那叫"本能"。

了？中医只不过告诉你说"你有这个本事，你应该这样"，而不主张你去拧巴，扭曲着过日子，最后造成一种变态的结果。

现在很多人身上都有超乎于别人的神奇东西，有人说这是特异功能，我说那不是，那叫"本能"。要我说，晚上睡不着，白天醒不了，言语恶毒，行为乖张，那才叫特异功能。

▶ 晚上睡不着，白天醒不了，言语恶毒，行为乖张，这才叫特异功能。

真正成事的人，他的内心有一种坚持，这种信念让他全身充盈着一种幸福感。

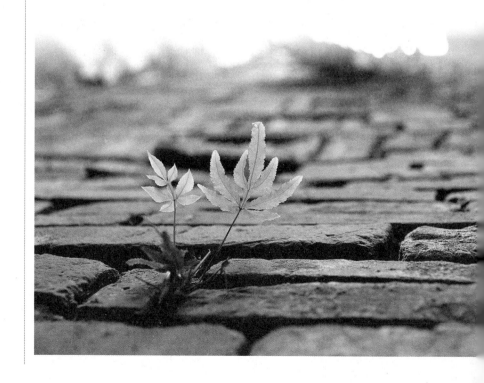

308

3. "愚者佩之"

不知道往哪儿走叫愚人

梁冬："愚者佩之"如何解释呢？

徐文兵：我上大学的时候，曾问过老师什么叫"愚者佩之"？老师说："'愚'就是指蠢货、愚笨的人；'佩'是通假字，通'背道而驰'的'背'。这句话的意思是说圣人是行道的，而愚的人是背道而驰的。"我听完后，当时就觉得他解释得不对。如果"佩"字可以这么通假的话，那所有的字都可以这么通假了。那什么叫"愚"？

梁冬：愚公移山！

徐文兵：他就是一根筋，头脑钻在一个角落里出不来的那种人。

梁冬：阿甘。

徐文兵：喜欢钻牛角尖儿的人。有个成语叫"向隅而泣"，心思陷在一个角落里出不来，没有出路。蠢货是瞎走，而愚人是不知道往哪儿走。我们敬佩某个人的时候喜欢讲"佩服"，那什么叫"佩服"？在古代，这是中医里两种调理身体的方法。

比如说，我们在身上佩一些玉、珠子，或者是其他东西，还有人佩戴牛皮绳或是弓弦，这样能起到治疗身心的作用。如果你平时老优柔寡断，那佩个玉玦能提醒自己："哎呀，我要做决定，要有决断力。"鸿门宴上范曾几次举起玉玦，就是在提醒项羽赶紧下决定，杀刘邦，摔杯为号，你赶紧宰他，这叫"玦"。

◀ "愚"就是指蠢货、愚笨的人。

◀ 蠢货是瞎走，而愚人是不知道往哪儿走。

◀ "佩服"在古代是中医里两种调理身体的方法。

我们在身上戴个玉，护一下自己，这叫"佩"。另外一种中医的治疗方法叫"服气"，就是在内衣里边带个香囊，里面装点药，你闻到那个味儿就能治疗某种疾病。

"佩"和"服"之间的区别在哪儿？"服"是在内衣里附上一个香囊，穿在里边看不见；而"佩"是挂在外面的，环佩叮当嘛。

"愚者佩之"是什么意思？愚者知道这是个好东西，于是就挂在外面当幌子，做给别人看。其实他根本就不是真信这个东西，也不是在身体力行地去实践它。

我爱看课外书，等我妈一进门，我就赶紧把正经的书拿出来。我妈早就看穿了我那点儿伎俩——"腰里别个死耗子，假装打猎"。所以，"愚者佩之"的意思是把《黄帝内经》这本书经常放在自己案头，跟别人说话的时候，还要经常带出几句《黄帝内经》原文。结果真正到了需要"春夏养阳，秋冬养阴，昼出夜伏"的时候，他就整天该睡觉的时候却在那儿熬夜！白天该干正事了，他还在那儿挂着幌子让别人看。自个儿根本就不信，也不去"行之"，这就叫"愚者佩之"。

梁冬：刚才讲到"愚者佩之"时，我很奇怪，你明明知道"佩"是这个意思还跑去问老师？

徐文兵：上大学的时候真不懂。我当时只感觉他说得不对，但什么答案是对的，我也不知道。不过，钻研中医的"种子"埋下来了，精诚所至，金石为开。我也是在研究"佩服"的时候，突然想到"愚者佩之"不就是挂在外面让别人看到嘛。

梁冬：切中我们自己呀！"愚者佩之"的意思是我们一定要身体力行。就像以前我们说的，老是讲文学的，永远不会成为文学家；老是讲管理的，他也永远不会成为管理者。

徐文兵：为什么我要跟大家说阴阳变化，四季更替，包括昼夜变化这些规律，因为我是这方面的得益者，受益者。

梁冬：就是身体力行的。

徐文兵：咱年轻过，也折腾过，也尝过折腾的滋味，但折腾完后突然觉得这样做好像不行，这才"复归于道"。等我再去这么做的时候，突然发现自己精力充沛了。

我讲《黄帝内经》，给很多人的印象是，我好像是个研究《黄帝内经》的人。其实不是，我是个大夫，一周工作五天。原来我一周工作六天，一天八个小时都在看病。那精力从哪儿来？我不逆阴阳，不逆四时。另外，当我身体力行以后，我突然发现自己很有灵感。

大家都在干活，为什么有人干着干着，突然掏出一张小纸条就能写一句诗，但有些人干完以后啥感悟也没有？这其实就是所谓的灵感，是跟天地神灵沟通时突然出现的一种现象。这就像我们把收音机调到某个频率以后，突然收到了某条信息。古人讲"文章本天成，妙手偶得之"，老天已经把这篇文章写好了，如果你把接收器调到了某个恰当的频率，那灵感就涌现了。所以大家应该尝一尝"顺四时""通神明"后得道的那种感觉。

梁冬：所以冯小刚是这样吹捧刘震云老师的，他说："您哪是写文章，您那文章只不过是上帝透过您的笔给划拉出来了。"

徐文兵：我特别喜欢冯小刚，我觉得那个人很真，不在那儿装。说到中医看病，举个例子，"扁鹊救虢太子"的故事大家都知道，虢太子都已经死了，装进棺材了，结果扁鹊又把他给救活了。这是《史记》里明确记载的一个故事。

然后，大家都说扁鹊能起死回生。当时，扁鹊就说了一

> ◀ 年轻过，也折腾过，但折腾完后突然觉得这样做好像不行，这才"复归于道"。等再去这么做的时候，突然发现，自己精力充沛了。

> ◀ 大家应该尝一尝"顺四时""通神明"后得道的那种感觉，太美妙了。

句："余非能生死人，因其自当生，余使之起尔。"意思就是说："他的生机还在，我不过是扶了他一把。"所以。有的人看中医把病给治好了，就说"啊，你妙手回春，神医！"不对，因为那个人的生机根本都还在，命不该绝。我们只是扶了他一把。

我以前治过一些外国朋友，治好了以后，人家都是感谢他们信的上帝。那会儿我正年轻，还曾暗自嘀咕："你怎么不感谢我？"

现在我突然发现，一个人发自内心地赞美你，为你祈祷，那是无价的。

其实，他们认为是上帝通过医生的手，把他的病给治好了。所以，他们后来就说："徐大夫，我们会为你祈祷的。"

当时我心想：你多给我点钱不就完了？祈祷算什么呀！现在我突然发现，一个人发自内心地赞美你，为你祈祷，那是无价的。这就是我现在的体会。

4. "从阴阳则生，逆之则死"

分不清阴阳的人叫王八蛋

梁冬：接下来是"从阴阳则生，逆之则死，从之则治，逆之则乱"。

徐文兵："从阴阳"之前要"知阴阳"。这句话好像有点儿啰嗦，但事实上有些人真的分不清阴和阳。举个简单的例子，在生活中，有些人总找不对男女厕所，经常走错。这种分不清阴阳的人，我们叫他"混沌"——混沌一片，分不清。有个骂人的词叫"混蛋"。什么叫混蛋？

梁冬：就是蛋清、蛋黄不分。

徐文兵：鸡蛋有蛋黄、蛋清，有阴阳。那谁属阴？谁属阳？

梁冬：我看蛋黄应该是阴，因为它是成形的。

徐文兵：你看蛋黄居中，又是成形的，属阴，而蛋白属阳。所以，中医里有个方子叫"黄连阿胶鸡子黄汤"，它就把蛋清去掉了，单将蛋黄打在药汤里，能治虚劳、虚烦不得眠，心中烦不得卧，也就是失眠症。中医讲察色按脉，先别阴阳。作为一个人，你连阴阳都分不清楚，男女都不分，你还给人看病，那你就是混球。

为什么说"混蛋"呢？有的蛋是既没有蛋清，也没有蛋黄的，混沌一片。这个蛋是什么蛋？土八蛋。所以，混蛋就是王八蛋。

▶ 生活中，有些人总找不对男女厕所，经常走错。这种分不清阴阳的人，我们叫他"混沌"——混沌一片，分不清。

所以顺阴阳之前先分阴阳，你才知道是应该顺阳还是顺阴。春、夏属阳，秋、冬属阴，然后你跟着走。不然的话，小心成为那种混沌不分的人。

梁冬：知了阴阳之后，然后从阴阳嘛！

徐文兵："初九，潜龙勿用"，这叫养阴；嚣张的时候，那叫养阳。但不论是养阴，还是养阳，我们都不要过头。

梁冬：过犹不及嘛。

徐文兵：就是"亢则害，承乃制"，过头了就容易出问题。

不偏爱，懂节制，方得长久。人生万事都是如此。

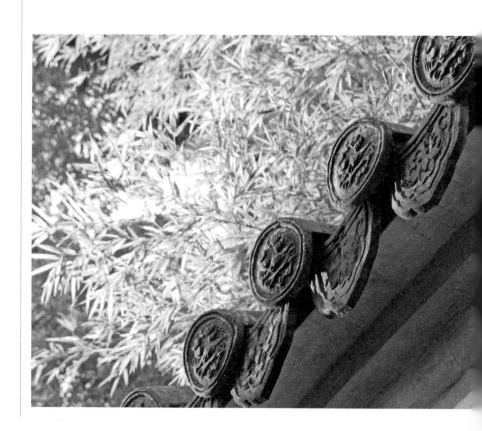

5. "从之则治，逆之则乱。反顺为逆，是谓内格"

伤什么别伤神

梁冬：刚刚我们讨论到了"从阴阳则生，逆之则死"，接下来是"从之则治，逆之则乱"。请问"治"是什么意思？

徐文兵：毛主席以前有句特别有名的话，叫"天下大乱达到天下大治"，失去控制叫"乱"。一切尽在掌握中叫"治"。那是谁在掌握？

梁冬：毛主席。

徐文兵：毛主席是国家元首。那我们的身体谁来掌握？

梁冬：心。

徐文兵："心者，君主之官，神明出焉。"身体的一切都在神明的控制之下，那叫"治"。如果身体的某个角落突然长出一个不阴不阳的东西，不断地繁衍，诱使细胞无限增生，这就是癌症、肿瘤。这是神明失去了对它的控制，或者我们说："唉！本来只有一组控制身体的系统，却发出了两个信号。"有些人称之为自身免疫性疾病。本来身体的各个系统都是受心神控制的，结果它自己分泌了巨噬细胞去杀死自己的胶原细胞，腐蚀我们的关节、器官，这就叫内斗、内乱、内格。

你如果发现自己得了这种病，从根上找原因，肯定是四时阴阳给逆乱了；如果你顺从阴阳的变化，那"从之则生"，这里的"生"不光是广义上的"生"。有人经常说"我的免疫系统功能不好，白细胞少"，那为什么白细胞不生？这时候你

◀ 一切尽在掌握中，身体的一切都在心的控制之下，这叫"治"。

◀ 本来只有一组控制身体的系统，却发出了两个信号；本来身体的各个系统都是受心神控制的，结果它自己分泌了巨噬细胞去杀死自己的胶原细胞，腐蚀我们的关节、器官，这就叫内斗、内乱、内格。

就要想想自己在春天干什么了。为什么你的精子存活率低下，为什么你的卵子、卵泡发育不理想？那就想想春天到底干了一些什么吧，这些问题都与"生"有关。

为什么有的单身女性没有相亲的欲望，说没意思，就连结婚也感觉没意思？这跟情有关。我们说发情的那种心态，那种青涩状态是在春天生的，到夏天，这种情感状态就变成爱了。这个人没有爱，没有欲望，整天唉声叹气的，为什么不生、不长？因为她逆着季节做事了。

梁冬：夏天要生长，它不是一个适合分手的季节，谈分手应该在秋天。

徐文兵：跟着阴阳走——"从之"的话，身体会在安定的、受心神控制的状态下达到一种平衡的状态。

人的脏腑之间本来是有一种生克平衡的，很多人说："咱们都生吧！"不对，五行里有个观点叫"生克制化"，本来"土"要泛滥了，木能控制它；如果树长得太大，自有金来控制。它们之间是有相生相克这种巧妙的规律在控制的，如果这一切尽在掌握，那心神就没乱。心神一乱，比如说很多人有这样的观点："我都七十岁了，还移植了一个年轻人的心脏，那我的身体该有多好！"

梁冬：到时候，它肯定不协调。

徐文兵：你七十岁了，本来有一颗比较衰弱的、心率比较慢的心脏在那儿跳。作为一部"老爷车"，这样的心脏跟它对应的身体是匹配的。但是你突然移植进来一颗"嘭嘭"乱跳的、强健的心脏，作为心脏本身，它是好的。但对系统来说，就是个灾难了，因为它会导致系统加速崩溃。最后心脏是变强了，但是谁弱了？肺！这个人最后死于肺病。因为在五行里，心对应的是火，火克金。

▶ 为什么有的单身女性没有相亲的欲望，就连结婚也感觉没意思？

很多报道说，做心脏移植的人最后往往死于肺病。结果医生宣布说："我们很成功，心脏没出问题，他死于肺病，是得了另外一种病。"很有智，很无慧。这就是不把人当成一个系统来看的结果。所以"从之则治"，让你的心神去君临天下，统一治理你的"国家"。如果你非要逆着四季的节奏走，那你体内的神最后就不知所措了。比如说夏天，你突然从特别热的地方进到一个冰冷的房间里，神就不知道是该打开还是该闭合毛孔了。接收过几次这么错乱的信息后，你体内的神就有点儿崩溃了，最后它就干脆撒手不管了，你爱怎么着就怎么着吧！

现在夏天得感冒的人特别多。有一段时间，我的朋友推荐我去做那种类似火炕的治疗。就是在大都市里，工作人员把一个石头台子烧热了，让一些人躺上去发汗。

我看到后就问："这眼看就要到春天了，天气慢慢变热了，你们这生意就不行了吧？"

对方说："老板！你可说错了，越到夏天，我们这里的生意就越好。"我说："为什么？"

"现在那些女孩吹空调吹得肩膀疼、腿疼、腰背疼的，到我们这儿一睡热炕，发出来一身汗就好了。"

你看，现在的人整个儿"逆阴阳"以后，把自己体内的神闹得特乱。"神"本身也觉得特痛苦——"我到底该怎么办？"

大都市里的人大热天的睡热炕，为什么？因为他们吹空调在先。有一个报道说，科学家提醒大家，在夏天凉菜吃不了的话，最好倒了，别往冰箱里放。热菜放冰箱里，第二天你吃的时候还得热一下，不管是放进微波炉里热也好，还是蒸或者炒也好，你都得热一下才能吃。但是凉菜拿出来，你就凉着吃了。这样对身体真的很不好，绝对很糟糕。而且大

如果你非要逆着四季的节奏走，那你体内的神最后就不知所措了。

现在的人整个儿"逆阴阳"以后，把自己体内的神闹得特乱。"神"本身也觉得特痛苦——"我到底该怎么办？"

家记住，古人吃凉菜全是为了下酒，因为要烫一壶热酒喝才吃凉菜的。我们现在又不喝热酒，有些人喝的是冷啤酒，你还上盘儿凉菜。这样的人无知是肯定的，无觉也是肯定的。吃了不舒服，他也不知道。这就是"逆之则乱"。

梁冬：什么是"反顺为逆，是谓内格"？

徐文兵：本来我们是跟着四时的阴阳变化，顺着自然规律走的，这是动物的本能。但现在我们偏偏加了一些人为的意识进去。学了点所谓的学科，最后把本来顺的这种节奏搞成逆乱的了，你体内就开始"内格"了。什么叫"内格"？格就是格斗、内斗，起了内乱。我说很多人得病后，最终不是被细菌、病毒杀死的，而是自个儿把自个儿给杀死了。

梁冬：其实很多时候，我们都是自己在跟自己打架，最后受伤了。这就相当于用左手打右手，不是左手受伤，就是右手手伤。

徐文兵：这就叫"医得眼前疮，剜却心头肉"，总是在拆东墙补西墙，拆损了这个去填补另外一个。

梁冬：那"格物致知"的"格"是什么意思？

梁冬：首先它稍微有点儿固定，就是说定格了，动得不是太厉害。所谓的"物"，它不是气，而是有形有质的东西，所以它能固定下来让你仔细地看。

我们研究尸体，这也叫"格物"。上大学一年级的时候，我们先接触的是尸体解剖课，那一学期我们都没吃过肉。为什么？心理冲击太大了。每天都闻着福尔马林的味儿，去扒拉那具尸体，这叫"格物"。但是大家想过没有？尸体和活体的区别在哪儿？推动这一堆肉运动的能量从哪儿来？胃在这儿，它为什么不蠕动呢？这你就从格物上研究不出来了。这个问题，你从知的程度上已经研究不了，只能靠悟。

▶ 什么叫"内格"？格就是格斗、内斗，起了内乱。很多人得病后，最终不是被细菌、病毒杀死的，而是自个儿把自个儿给杀死了。

▶ 很多时候，我们都是自己在跟自己打架，就相当于用左手打右手，不是左手受伤，就是右手受伤。

你体会一下，背后推动身体各系统运作的能量是什么？这就研究到气了。但是气又从哪儿来？谁给它这个信号？怎么就让它从东走，不从西走？怎么才能让它从下而不是从上蠕动？这就跟我们体内的神有关了。

所以我认为"格物"是一门初级学问，是"知"的学问。格物而致知，这就是一个智的层次了。我们真正要去研究慧，体会那种极端抽象的，你看不见的东西。肉眼能看得见，手能摸得着，或者你借助某种仪器就能看得见、摸得着的东西，那都叫"物"。真正去研究那种看不见、摸不着的高层次，那就需要你的慧，这叫开慧。

梁冬：我们从"是谓内格"讲到"格物致知"，还是讲回"内格"吧。

徐文兵：刚才我说了几种比较明显的病理表现。你看有些人自残，比如小孩子把自己的手咬得血珠子直冒；还有那些得了抑郁症的人则喜欢把自己的手臂划得一道一道的鲜血直冒。这就是"内格"，谁伤害你了，没人伤你呀！

梁冬：自己跟自己打架。

徐文兵：自残、自伤、自杀的行为，都叫"内格"。身体本来是协调、和谐的一个系统，突然出现了内斗和内乱，而且到了"你死我活"的程度。这根源在哪儿？很明显，四时阴阳的变化肯定出问题了。

中医经常说，人的某个脏器会随着季节的变化而出现沉浮。比如肝气在春天生，到了秋天它就会变弱；肺气到了秋天就会变强。这本来是很协调的，老天爷把它们分配得很好，但我们却人为地抑制了某个器官，同时又加强了某个器官的功能。这就造成天赋的本能的不平衡，结果就是内斗。这是外在明显的一个表现。

◁ "格物"是一门初级学问，是"知"的学问。格物而致知，这就是一个智的层次了。

◁ 自残、自伤、自杀的行为，都叫"内格"。

▶ 人的某个脏器会随着季节的变化而出现沉浮。老天爷把它们分配得很好，如果人为地抑制了某个器官，同时又加强了某个器官的功能，结果就是内斗。

还有一种表现就是"自身免疫性疾病"，比方说类风湿、红斑狼疮等，这些免疫系统疾病是什么？自己分泌巨噬细胞、白细胞去吞噬自己本身的组织肌肉。

很多人补肾，人为地加强肾的功能，但你记住，你补了一个脏，那制约它的那个脏肯定要变弱。吃伟哥能提高性功能，延长性交时间，补肾了，但结果是谁完蛋了？

梁冬：水克火嘛！心脏。

徐文兵：心脏受不了。很多人说吃伟哥导致心脏猝死是它的副作用引起的。我说什么叫"副作用"？完全是它的正作用引起的。你不了解人体的这种互相克制的关系，你的眼睛就有智无慧地盯着一个脏去想事情，所以你想着去补，人为地加强某一脏的功能，结果肯定要削弱另一脏的功能。老吃甜的话，补了脾，最后克制了肾的功能，最直接的结果就是牙掉了。

梁冬：所以龋齿不完全是因为老吃糖，或者是感染细菌的缘故，它其实还有更深刻的原因存在。

徐文兵：因为肾坏了，肾为骨之余，主骨生髓。

▶ 还有一种"内格"是内心的思想冲突不断，整天自己跟自己打架。

还有一种内格是内心的思想冲突不断，整天自己跟自己打架。所以大家记住，如果你这辈子想活得痛快，不出现我刚才说的那些病的话，那就顺阴阳，调四时吧。

6. 是故圣人不治已病治未病，不治已乱治未乱，此之谓也。夫病已成而后药之，乱已成而后治之，譬犹渴而穿井，斗而铸锥，不亦晚乎！

别让价值观生病

梁冬：说到"内格"，其实是自己跟自己打架的过程，在很多时候，是因为"心"和"意"之间的冲突导致的。

徐文兵：就是先天赋予你的神明和后天灌输给你的意识之间的冲突。

梁冬：所以，"是故圣人不治已病治未病；不治已乱治未乱，此之谓也"！

徐文兵：比如说阳痿，在意识层面，它特想起来，但就起不来，这就是心和意的冲突。再比如说，我的心跳得特别慢或者特别快，老想拿意识去控制它——"心跳快点"或者"心跳慢点"，它不受你控制。人只有在心和意沟通好了，身心处于一种和谐共振的状态时才会协调一致，这样人的一生才不会活得痛苦。所以我觉得有些问题说到根儿上，都是价值观的问题。

神是固定不变的，我们的任务就是去知"道"，然后去行"道"，把"道"变成我们身体的主宰（本心或者本神），然后顺应着本神去做事。作为父母，我们应该先观察孩子的天性，然后再去启发、诱导、顺应他的天性去做事儿，这样孩子过得就很快乐，你也就完成了你的任务。

◀ "内格"，其实在很多时候，是因为"心"和"意"之间的冲突导致的，比如说阳痿，在意识层面，它特想起来，但就起不来。这就是心和意的冲突。

否则的话，你就是在制造一个个的病人。所以说到根上，很多病人其实就是逆四时阴阳，没跟着天的点儿走。还有个问题就是，没跟着孩子的本神走。

最后一句话是中医里的一句经典——"是故圣人不治已病治未病"。现在国家正在大力提倡"中医治未病"的理念，但很多老百姓理解为"中医治不好病，让人做做保健吧。"

梁冬：我觉得，"未病"的"未"字含义挺深的。

徐文兵：有个词叫"别来无恙"，"恙"是指小毛病；有点细微的病症出来了叫"苛"；如果病来得快，去得也快，比如说发高烧，第二天就退了，这叫"疾"；如果已经有了明显的形质改变，这才叫"病"，意思就是落下把柄了。

法院判案的时候，我们经常说"你得有证据"。比如说发生了"家庭暴力"，要验受害者的伤，看是一度、二度还是轻伤，你得有伤才行。那你想过没有，家庭有冷暴力，这样的暴力行为，肉体上是没有任何损伤的。精神上的虐待更痛苦，但是你又拿不出证据来，你说法院怎么判？没法判。但这个家庭存在冷暴力是不是问题？这就好像我现在身体特不舒服，到了医院，查不出毛病。记住，这是医院无能，不是你没问题。这时，你就要去找一些超于物质以上的养生概念来判断。

> ▶ 精神上的虐待更痛苦。

中医讲"气"，讲"神"，你就应该去找中医来调理。已经到了有形有质的阶段时才叫"病"。古人用字很讲究，我们现在是乱用，把"疾"这种小的问题叫成"病"。

真正的"病"是有把柄，大家都能看得见的，有些经过特殊训练的、高明的医生能感觉到。

上中学的时候，我们都学过一篇课文，叫《扁鹊见蔡桓公》，扁鹊见蔡桓公的第一句话是"扁鹊见蔡桓公，立有间"，就是站了一会儿。扁鹊曰："君有疾在腠理，不治将恐深。"这

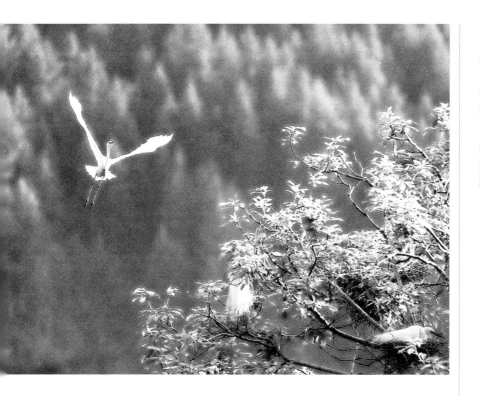

是扁鹊第一次见蔡桓公时说的话。

桓侯说："寡人无疾"，我没事。第二次扁鹊复见，拜见的时候曰："君之病在肌肤，不治将益深。"你看，换字了。

梁冬：不是"疾"，而是"病"了。

徐文兵：扁鹊走了以后，桓侯还说了一句话："医之好治不病以为功"。什么意思？这帮当大夫的，专门就给那些没有太大问题的人治，最后还收人钱，以此作为荣耀。扁鹊说当你的疾在腠理时，说明它还只是个小毛病，还称不上病。"汤熨之所及也"，用药泡点水，烫烫洗洗就好了。所以，它叫"疾"。

等到疾病往里面发展了，"君之病在肌肤"，或者"君之病在肠胃", 他用词很讲究。我们讲了, 不是说你不舒服了、难受了就叫"病"。只有已经有了形质的变化时, 才能称得上病。

那至人就更不用说了, 稍微有点风吹草动, 他就已经给你调整好了。如果是圣人, 那他就不会等到"疾"变成了有形有质的"病"时才给治, 在病还没有成形之前, 他已经开始治了。而且, 它的下一句话叫"不治已乱治未乱"。

我讲了当心神失去对身体的控制, 这局面就叫"乱"。此外, 如果五脏失去了"生克制化"——相生相克的规律, 一脏独大, 或者是某脏的功能变得过弱, 这也叫"乱"。"此之谓也"就是说的这个道理。如果你等到大病已经形成以后才给他服药, 那就晚了。

梁冬: "病已成而后药之。"

徐文兵: 古人讲"用药", 一般指内服药。扁鹊说"疾在腠理, 汤熨之所及也; 在肌肤, 针石之所及也; 在肠胃, 火齐 (通"剂") 之所及也。""火齐"就是拿火熬上内服的药, 得病以后必须得吃药了。如果等到身体已经一团乱象了, 阴不降, 阳不升, 气血逆乱的时候, 你再去调理。就好比"譬犹渴而穿井", 就是说你渴了才打井, 这样就来不及了。"斗而铸锥", 敌人来了, 马上就要上战场搏斗了, 这时你才去打造兵器, "不亦晚乎!"是不是太晚了点呢? 这是古人的谆谆教诲。

梁冬: 好的管理者应该在事情发生之前, 在别人还没有感觉到的时候看到端倪, 然后把问题化于无形。

徐文兵: 你知道病人感激大夫的时候, 都感激什么样的?

梁冬: 能起死回生的大夫?

▷ 当心神失去对身体的控制, 这局面就叫"乱"。此外, 如果五脏失去了"生克制化"——相生相克的规律, 一脏独大, 或者是某脏的功能变得过弱, 这也叫"乱"。

徐文兵：对。病得不行了，他意识到问题的严重性了，你把他救了，他才感激你。如果你都没什么感觉，就跟蔡桓公一样，认为"寡人无疾"。这时候，我就算帮你拨弄好了，你会感激我吗？不会，你甚至还会怪怨我！所以，古人讲"医不叩门"，从来没有医生会主动来敲开你家的门，说："梁冬，我觉得你最近太累了，我给你调理调理。"

所以，医患之间这种互相信任关系真是不好协调。真正懂得养生的人，总有几个知心的大夫、好朋友，这是可以交心过命的。大夫说的话，他绝对信，而大夫也真心地帮助他，而不是去诈他的钱财。一到换季的时候，你去找大夫帮你调理一下身体，那你在这一季或是这一年都将过得很顺。

但是现在，有多少医患之间是有信任感的？给人送红包的时候，送的人还怕人家不收，被送的那个人则怕收了红包，万一出事故了，怎么办？

我觉得世界上有两种职业只能靠良心，你就是定制再多苛刻、细致的法制也限制不了他，一是老师，一是医生。

梁冬：而这两个领域就像有些人批评的那样，恰好是改革改得比较不纯粹、不太好的领域，所以才有了医疗体制改革的进一步发展。

◀ 真正懂得养生的人，总有几个知心的大夫、好朋友，这是可以交心过命的。一到换季的时候，你去找大夫帮你调理一下身体，那你在这一季或是这一年都将过得很顺。

◀ 世界上有两种职业只能靠良心，你就是定制再多苛刻、细致的法制也限制不了他，一是老师，一是医生。

图书在版编目（CIP）数据

黄帝内经·四气调神 / 徐文兵，梁冬著 . -- 南昌：江西科学技术出版社，2013.1（2022.6 重印）

ISBN 978-7-5390-4705-8

Ⅰ.①黄… Ⅱ.①徐…②梁… Ⅲ.①《内经》– 通俗读物 Ⅳ.① R221-49

中国版本图书馆 CIP 数据核字 (2013) 第 006445 号

国际互联网（Internet）地址：http://www.jxkjcbs.com

选题序号：ZK2012079　　图书代码：D12094-124

丛书主编 / 黄利　监制 / 万夏
项目策划 / 设计制作 / 紫图图书 ZITO®
责任编辑 / 魏栋伟
特约编辑 / 马松　蒋珏
营销支持 / 曹莉丽

黄帝内经·四气调神

徐文兵 梁冬 / 著

出版发行	江西科学技术出版社
社　　址	南昌市蓼洲街 2 号附 1 号　邮编 330009
	电话:（0791）86623491　86639342（传真）
印　　刷	天津中印联印务有限公司
经　　销	各地新华书店
开　　本	787 毫米 × 1092 毫米　1/16
印　　张	20.5
印　　数	204001-210000 册
字　　数	200 千字
版　　次	2013 年 4 月第 1 版 2022 年 6 月第 24 次印刷
书　　号	ISBN 978-7-5390-4705-8
定　　价	56.00 元

赣版权登字 -03-2012-208　　版权所有　侵权必究

（赣科版图书凡属印装错误，可向承印厂调换）

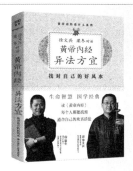

黄帝内经·异法方宜
出版社：江西科学技术出版社
定价：56.00 元　开本：16 开
出版日期：2014-5

内容简介

这是一本教我们最快找到自己人生风水宝地的养生风水学经典，也是当今讲得最好的黄帝内经，其精彩内容之前一直藏在深闺人未识，如今，由医道相通的中医大家徐文兵和凤凰卫视名嘴梁冬以出神入化、逐字逐句解读并结合当下人生活的方式来重新发现，告诉你不管是生活在出生地还是背井离乡，都能根据当地"地利"的优势和能量来养心养身，汲取向上的生机，把生活变得蒸蒸日上。

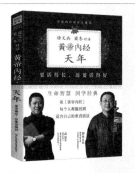

黄帝内经·天年
出版社：江西科学技术出版社
定价：53.00 元　开本：16 开
出版日期：2014-4

内容简介

这是一本告诉我们如何活得好，又活得长的智慧之书，是一本教我们人生每十年活法的实用之书，是带领我们走向生命最高境界"天年"之旅的幸福之书。读之，方明白60岁才是人生的开始。读了她，或许你就能平安喜乐到天年。

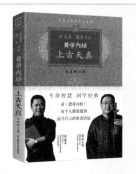

黄帝内经·上古天真
出版社：江西科学技术出版社
定价：56.00 元　开本：16 开
出版日期：2013-8

内容简介

这是一本足足可以让很多人一辈子都舍不得读完的生命幸福学书，里面讲述了人这一生中如何预防和逃离各种生老病死困境的智慧和实用方法。比如："你要是老想去利用机巧、物质的东西而不去发挥自己本性的话，虽然貌似得到了成功，其实是大失败。""如果做跟自己内心相矛盾、抵触的职业，这职业就是最下贱的，所以一定要根据自己的本性去选择职业，否则的话，会活得很惨。"等等。